건강 서적
100권
한번c

KB090870

김영진 지음

BM (주)도서출판 **성안당**

차례

머리말

1부
유비무환의 예방의학, 자연 건강법

- 두려움이 앞섰던 첫 시작
- 명현 반응(호전 반응)과 체중 감소
- 더 이상 보이지 않는 갈색 반점
- 저혈압에서 정상 혈압으로 돌아옴
- 무릎 관절통이 사라짐

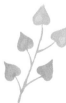

- 차가웠던 아랫배가 따뜻함
- 업어 가도 모를 정도의 숙면을 취함
- 입 냄새와 잇몸 질환 해결
- 혈액순환이 잘돼 항상 손발이 따뜻함
- 화장 잘 받는 촉촉한 피부
- 환절기 감기에 끄떡없는 면역력 향상
- 몰라보게 줄어든 총콜레스테롤 수치
- 맑은 정신과 기억력 향상
- 미각·청각·후각 기능의 향상
- 원인을 알 수 없던 두통과 이명(耳鳴)이 사라짐
- 심한 악취와 만성 변비 해결
- 감쪽같이 사라진 손발톱 반달

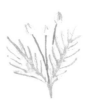

2부
식재료의 생산과 유통의 불편한 진실

3부

어떤 음식물을
선택할 것인가?

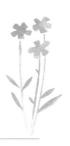

4부
올바른 자연 건강법 실천

5부

자연 건강법을
위한 기본 지식 _____

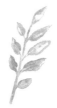

맺음말

식생활 공개 / 앞으로의 계획

사랑하는 가족 중 한 사람이 최근에 갑자기 체중이 늘었거나 정기 검진에서 특별한 이상을 발견하지 못했는데도 항상 피곤해하거나 컨디션이 좋지 않다면 어떻게 하는 것이 좋을까요? '인터넷에 혹시 좋은 정보가 있지 않을까?'라는 생각으로 무작정 검색만 하고 있어야 할까요?

제 주변에는 사랑하는 가족들, 평생을 함께 지내온 친구들, 더 나아가 마음씨 착한 이웃들이 몸에 적합하지 않은 식생활과 좋지 않은 생활습관 때문에 냉증, 비만, 당뇨병, 아토피 피부염, 심장질환, 암 등과 같은 각종 질병으로 신음하고 있다는 사실을 너무 늦게 알게 됐습니다. 저는 이런 상황에 처해 있는 사람들의 부모나 친구의 심정으로 이 책을 집필했습니다.

하지만 "늦었다고 생각할 때가 가장 빠르다"라는 말처럼 늦게나마 그들에게 도움이 되지 않을까 하는 심정으로 국내외의 건강 서적을 한 권, 두 권 직접 구입해 읽다 보니 어느덧 500여 권에 이르렀습니다. 그러던 중, 뜻하지 않게 '자연 건강법'과 '홀리스틱 영양학'이라는 지식을 알게 됐습니다. 마치 금맥을 발견한 것처럼 눈이 번쩍 뜨이는 느낌이었습니다.

이 귀중한 정보들을 실생활에 적용한 결과, 식생활 개선과 긍정적인 사고방식이 얼마나 중요한지를 체험했습니다. 또한 친인척과 친지들에게도 알려줘 실천하도록 한 결과, 그들에게도 놀라운 변화가 일어났습니다.

저는 이것으로 만족하지 않고 이러한 지식을 체계적으로 정리해 더욱 널리 알리고자, 최근 미국 콜로라도 주에 있는 NTI(Nutrition Therapy Institute)에 입학해 본격적으로 21세기 최첨단 홀리스틱 영양학을 전공하기에 이르렀습니다.

홀리스틱 영양학과 자연 건강법에 관련된 정보는 자녀가 부모에게, 부모가 자녀에게, 친구가 친구에게 제공할 수 있는 가장 좋은 선물이라고 확신합니다.

자연 건강법은 남녀노소를 불문하고 기본적인 지식과 실천하고자 하는 용기와 결단력만 있으면, 건강보조식품이나 약물에 의존하지 않고도 독자적으로 또는 가족 모두가 할 수 있는 아주 심플한 건강법입니다.

자연 건강법을 추구하고자 탐독한 건강 서적 500여 권의 내용과 21세기의 최첨단 홀리스틱 영양학에 관한 방대한 지식을 한 권의 책에 모두 수록할 수는 없습니다. 그래서 '음식'과 관련된 서적 100권 정도를 선택한 후, 당장 긴급하게 적용해야 할 내용만을 간추려봤습니다. '잘못된 생활습관'과 '엉터리 건강 상식'은 다음 기회로 미뤘습니다.

이 책에 미처 수록하지 못한 것들과 21세기에 접어들어 최신 영양학에 의해 잇달아 밝혀지는 새로운 정보들은 '김영진의 자연 건강법 강좌'를 통해 알려드리겠습니다. 이 강좌에는 홀리스틱 영양학을 통해 배운 암·아토피 피부염·당뇨병의 발생 원인과 예방법, 자연 건강법의 진수(眞髓)인 H.O.P.E 건강법, 현미＋두유로 요구르트를 만드는 법 등 건강에 도움이 되는 정보가 많이 포함돼 있습니다.

자연 건강법에 관심이 있는 분들은 저의 블로그(blog.naver.com/ja8239) 또는 vitamin119.co.kr을 방문해 '김영진의 자연 건강법 강좌 일정'을 수시로 확인하기 바랍니다.

독자 여러분이 자연 건강법에 관한 새로운 정보를 실생활에 적용해 좋은 결과를 얻을 수 있도록 최선을 다하겠습니다. 그리하여 많은 분이 현재보다 더욱 날씬한 몸매로 사회생활을 하며, 건강한 삶을 살 수 있게 된다면 저에게 이보다 더한 기쁨은 없을 것입니다.

2018년 봄 김영진

1부

유비무한의
예방의학,
자연 건강법

음식으로 못 고치는 병은 약으로도 못 고친다

- 의학의 아버지, 히포크라테스 -

01

자연 건강법의
시작은?

1830년대 초, 미국에서 양심적인 의사들의 제창에 의해 시작된 '자연 건강법(Natural Hygiene)'은 우리 인체가 갖추고 있는 자연 치유력을 향상시켜 '소 잃고 외양간 고치는 일'이 없도록 하는 생활, 즉 '질병에 대한 예방이 치료보다 100배 낫다'는 것을 실천하는 지혜로운 생활 방식입니다.

자연 건강법의 뿌리는 고대 그리스 시대에서 찾을 수 있습니다. 고대 그리스의 수학자이자 철학자인 '피타고라스', 의학의 아버지 '히포크라테스'와 같은 현인들은 "자연의 법칙에 따른 식생활을 하면 누구든지 비만과 질병 예방 및 개선이 가능해 항상 건강한 상태로 살아갈 수 있다"라고 말했습니다.

노벨상을 2회(화학상, 평화상) 수상한 미국의 '라이너스 폴링' 박사도 "자연 건강법에 근거한 식생활을 하면 인간의 수명을 수십 년 늘리는 것은 그다지 어려운 일이 아니다"라고 말하고, 실제로 93세(1901년~1994년)까지 생존함으로써 이 사실을 증명했습니다.

지구상에 존재하는 모든 만물은 자연의 법칙에 지배당하고 있습니다. 이를테면, 물리학 분야에는 '중력의 법칙'과 '부력(浮力)의 법칙', 화학 분야에는 '산(酸)과 알칼리의 법칙'이 있습니다. 우리가 '중력의 법칙'을 어기고 서울 남산 타워에서 뛰어내리거나 '부력의 법칙'을 어기고 깊은 물속으로 뛰어들면 생명을 잃고 맙니다. 이와 마찬가지로 생물계에는 '생명의 법칙'이라는 '자연의 법칙'이 있습니다.

일본의 '내추럴 하이진(자연 건강법) 보급협회' 회장인 '마츠다 마미코' 박사는 그의 저서 『상식을 깨뜨린 초건강혁명(常識破りの超健康革命)』 (2002년 출판)에서 성경 창세기 1장 29절에 나와 있는 "하나님이 가라사대 내가 온 지면의 씨 맺는 모든 채소와 씨 가진 열매 맺는 모든 나무를 너희에게 주노니 너희 식물(食物, 음식)이 되리라"라는 문구를 언급하면서 "이 생명의 법칙, 즉 우리의 신체를 설계하고 그에 맞는 식생활을 하도록 창조하신 분의 명령대로 자연의 법칙에 따라 생활해야만 건강한 몸으로 일상생활을 영위할 수 있다는 것은 자연계에 존재하는 하등 동물을 관찰해보면 알 수 있다"라고 말했습니다.

자연계에 존재하는 하등 동물들은 이 자연의 법칙에 따라 생활하고 있습니다. 초식동물들은 본능적으로 그들에게 정해진 음식인

식물성 식품만 날것으로 섭취하는 단순한 식생활을 하기 때문에 사람처럼 각종 질병에 시달리거나 비만으로 인해 뒤뚱뒤뚱 걷는 일 없이 자신들의 수명이 다할 때까지 살아가고 있습니다.

하지만 만물의 영장인 사람은 과학적이고 스피드한 것만 지나치게 강조하면서 자연의 법칙을 무시하는 식생활을 하고 있기 때문에 산업화 사회로 변모될수록, 국민소득이 올라갈수록, 가공 식품과 패스트푸드에 의존할수록 각종 질병에 시달리며 고통 가운데 신음하다 인생을 마감하는 일을 너무나 당연한 듯이 받아들이고 있습니다. 참으로 안타까운 일입니다.

02

건강 서적 500권을
읽게 된 동기

우리의 건강과 관련된 환경과 음식은 과학이라는 엄청난 힘에 의해
철저히 붕괴돼 버렸기 때문에 과학이 발달할수록 성인병을 비롯한
각종 질병이 증가일로에 있습니다.

과학의 힘을 빌려 생산된 화학비료와 농약, 유전자변형식품, 방사
선 조사(放射線照射)식품, 각종 화학 물질 등이 첨가된 식생활로 인해
의과대학에서 아무리 많은 의사를 배출해도, 제약회사에서 아무리
많은 종류의 치료약을 개발·생산해도 질병의 증가 속도를 따라가지
못하고 있습니다.

이제는 각종 질병에 걸려 고생하는 사람이 정상적인 사람(?)이고,
건강한 사람은 비정상적인 사람(?)으로 비칠 정도로 수많은 사람의

건강이 형편없는 수준으로 저하된, 참으로 안타까운 시대에 살고 있습니다.

고기와 술을 좋아하시던 저의 부친은 중풍으로 1년 남짓 고생하시다 59세에 돌아가셨고, 반면에 고기 대신 생선과 채소를 좋아하시던 모친은 그 흔한 치매 증세도 없이 96세까지 살다 돌아가셨습니다.

1997년 가을에 유방암으로 아내를 잃은 제 남동생은 3년 후 2000년 가을에 직장암 말기로 수술을 받고, 담당 의사로부터 6개월 시한부 인생 판정을 받았습니다.

당시 일본에 자주 출장을 다니던 저는 일본에 갈 때마다 암에 관련된 책을 사서 열심히 읽은 후, 동생에게 자연 요법 중의 하나인 원적외선(遠赤外線)요법을 권해 시작했는데, 그 덕분에 항암제 사용에도 탈모 현상이 전혀 발생하지 않고 완전히 치유돼 현재까지 18년째 생존해 있습니다.

또한 몸이 약해 저혈압으로 고생하는 저의 아내는 갱년기가 시작된 50대 중반부터 2~3개월씩 병원에 입원하는 것이 연례행사가 돼버렸습니다. 2012년 결혼기념일을 하루 앞둔 12월 11일 새벽에는 허리 통증으로 전혀 움직일 수가 없어 119구급차에 실려 병원 응급실로 가서 혈액 검사와 CT 및 MRI 촬영을 했지만, 정확한 원인을 알 수 없다는 담당 의사의 말을 듣고 병명도 모른 채 1개월 정도 병원 생활을 한 적도 있습니다.

저는 주변에서 암을 비롯한 각종 질병으로 고생하는 사람들을 볼 때마다 질병들이 저를 옥죄어 오는 듯한 느낌을 받았습니다. 그래서 건강에 관심을 두고 건강 서적을 20년 이상 탐독하기 시작했는데, 어느새 500여 권에 이르렀습니다.

그러던 중, 자연 건강법 식생활을 50년 이상 연구·실천해 100세까지 생존한 '노먼 워커' 박사의 저서 『Water Can Undermine Your Health』에서 '무병장수 프로그램'을 발견했는데, 그 핵심 내용은 다음과 같습니다.

- 면역 계통을 최고의 수준으로 유지하기 위해서는 꾸준히 신선한 주스를 마셔라.
- 건강의 90퍼센트를 담당하는 장(腸)을 항상 깨끗하게 유지하라.
- 몸을 정화해주는 좋은 물을 마셔라.
- 건강을 해치는 음식을 멀리할 용기를 가져라.
- 적정 체중을 유지하라.
- 매일 30분 이상 걷기 운동을 해라.
- 질병의 근원인 비관주의는 멀리하고, 항상 긍정적으로 웃고 생활하라.

위와 같은 건강 전문가들의 건강 서적을 통해 알게 된 사실은, 건강한 삶을 살기 위해서는 면역력을 향상시켜주는 예방의학에 대한 기본적인 지식이 필요하다는 것과 TV·신문·잡지 또는 귀동냥이나 어깨너머로 얻은 단편적인 지식만 갖고는 결코 건강한 삶을 살 수 없다는 것이었습니다.

그래서 3대 영양소인 탄수화물·지방·단백질을 비롯해 비타민·미네랄·항산화 물질에 이르기까지 건강과 관련된 종합적인 지식을 아우르는 간단한 지침서 같은 책이 있으면 좋겠다는 생각에, 자연 건강법 중에서 음식 선택과 관계되는 중요한 요점만 간추려 집필했습니다.

03
자연 건강법이
필요한 이유

자연 건강법은, 인간은 과학문명과 멀어질수록 건강을 되찾을 수 있다는 심플한 건강법입니다. 우리 주변을 한번 둘러보시기 바랍니다. 오늘날 과학문명의 세계는 '경제 제일주의'를 앞세워 편리함과 쾌적한 환경만을 추구하다가 결국 쾌식(快食), 쾌면(快眠), 쾌변(快便)의 환경을 붕괴시키고, 면역력이 저하돼 수많은 질병에 신음하고 있습니다.

최첨단 과학문명과 풍요로운 물질문명 속에 살면서도 왜 이토록 많은 사람이 만성 질환으로 고통받고 있을까요? 그 원인을 몇 가지 살펴보겠습니다.

■ 1879년에 미국의 발명가 '토머스 에디슨'에 의해 백열전구가 발명된 이후 야간에도 대낮처럼 생활하는 환경이 조성됐고, 이로써 우리의 건강에 빨간색 신호등이 켜졌습니다. 해가 뜨면 일어나 일하고, 해가 지면 휴식을 취해야 하는 자연의 법칙이 붕괴된 것입니다.

■ 자동차가 발명된 이후 하루에 500미터도 걷지 않는 생활이 지속되고, 운동 부족으로 쾌식, 쾌면, 쾌변의 환경이 붕괴돼 버렸습니다. 42킬로미터가 넘는 마라톤 코스를 완주할 수 있는 능력을 갖고 있음에도 자동차에 의존하고 있는 것은 자연의 법칙을 따르지 않는 대표적인 예라 할 수 있습니다.

■ 우리의 인체는 여름에는 땀을 흘려 몸속의 독소를 배출하고, 겨울에는 몸을 따뜻하게 해주는 음식을 섭취해 면역력을 향상시켜야 건강을 유지할 수 있는데, 여름에는 에어컨·아이스크림·탄산수 등에 의존하고, 겨울에는 몸을 차갑게 하는 가공 식품과 패스트푸드만을 섭취하면서 살고 있습니다.

■ 식품 공장에서 생산되는 가공 식품에는 방부제를 비롯한 각종 화학 물질이 첨가돼 있는데, 이를 비웃기라도 하듯 각 가정에서는 각종 식용유와 화학조미료를 듬뿍 넣는가 하면, 발암 물질이

생성되는 고온으로 조리해 섭취하고 있습니다. 이로써 우리 몸에 인체의 쓰레기라 불리는 노폐물이 계속 쌓이고 있습니다.

■ 오늘날 인류는 햇빛을 제외한 모든 것이 오염돼 있는 세상에 살고 있습니다. 특히, 공기·지하수·바닷물의 오염은 심각한 수준에 이르렀으며, 하늘에서 내리는 산성비로 채소와 과일을 비롯한 수많은 식물 속에 함유된 각종 비타민과 미네랄이 현저하게 줄어들고 있어 인체 면역력을 더욱 떨어뜨리고 있습니다.

■ 공장에서 흘러나오는 화학 물질로 지하수가 오염되고, 각종 생활환경 쓰레기와 오염 물질이 바다에 유입되고 있으며, 바다 생물에서도 다이옥신이 발견되는 등 생선도 마음 놓고 먹을 수 없는 환경이 되고 말았습니다.

■ 우리의 식탁은 각종 농약·제초제로 길러진 농산물과 유전자변형 식품에 점령당했습니다. 심지어 해충이 갉아먹기만 하면 바로 죽어 버리는 유전자변형 감자까지 생산하고 있습니다.

■ 자동차 배기가스와 공장에서 내뿜는 연기에서는 납을 비롯한 각종 중금속 물질이 공기 중에 떠돌아다니다가 우리가 숨 쉬는 공기를 통해 몸으로 흡수돼 차곡차곡 쌓이고 있습니다. 사람들

은 이러한 중금속을 배출해주는 미네랄이 풍부한 신선한 식품을 섭취하지 않고 가공 식품과 동물성 단백질 위주로 살고 있습니다.

■ 우리 손에서 잠시도 떠나지 않는 핸드폰, 집 안의 각종 전자 제품과 와이파이(Wi-Fi) 시설, 평소 자주 이용하는 전철 및 고속 철도, 우리 머리 위를 지나는 고압 전기의 송전선 등에서는 전자파가 끊임없이 발생하고 있습니다.

■ 아침에 눈을 뜰 때부터 밤에 잠을 자기 직전까지 이용하는 수돗물 속에는 각종 화학 물질이 포함돼 있습니다. 최근에는 이웃 나라 일본의 수돗물에서 100여 종류가 넘는 화학 물질이 검출돼 큰 화제가 되기도 했습니다. 화학 물질이 포함된 수돗물로 음식을 씻으면 많은 영양소가 파괴되고, 목욕과 샤워를 하면 우리 몸에 흡수돼 건강을 해칩니다.

■ 오늘날에는 농산물이 화학비료·농약·유전자변형에 의해 생산되고 있고, 축산물은 공장 스타일의 축사에서 인공사료·성장 촉진 호르몬·항생 물질에 의해 생산되고 있습니다. 유통 과정에서는 항생 물질·방사선 조사에 의해, 대중에게 인기 있는 생선도 가두리 양식장에서 인공 사료와 항생 물질에 의해 생산된

것들이 비행기나 선박을 이용해 전 세계로 공급되고 있습니다.

　과학의 발달로 인해 철저히 붕괴된 생활환경을 고려해볼 때, 우리는 무엇보다 '내 건강은 내가 지켜야 한다'는 생각을 갖고 자연 건강법을 활용해 자가 면역력을 향상시켜야 하는 단계에 이르렀습니다. 따라서 자신의 건강을 남에게 맡겨서는 안 되는 시대를 살고 있음을 명심해야 합니다.

04
자연 건강법으로
장수한 사람들

자연 건강법에 관해 논할 때는 '노먼 워커' 박사를 빼놓을 수 없습니다. 이분은 50대에 90킬로그램이 넘는 자신의 체구를 이용해 건강법을 테스트하다 쓰러져 죽음의 문턱에 이르렀지만, 전문가의 도움 없이 혼자 자연 건강법을 실천해 100세까지 생존했습니다. 50년가량을 오로지 자연 건강법만 연구하다 인류 최초로 녹즙기를 개발해 녹즙과 과일즙 및 자연식(自然食)을 즐기면서 노년에 휠체어나 다른 사람의 도움 없이 생활하다 사망하기 직전까지 건강에 관련된 책을 쓰기도 했습니다.

일본의 의학박사이자 농학박사인 '사토 토미오'는 그의 저서 『90일 만에 세포가 건강해지다(90日で細胞が元気になる)』(2004년 출판)에서 "자연

건강법을 실천하면 60세가 된 사람이라도 20대 젊은이 못지않은 건강한 삶을 영위할 수 있다"라고 주장했습니다.

이를 좀 더 구체적으로 표현하면, '60세가 된 사람이라도(자연 건강법을 실천하면) 30퍼센트 정도 더 건강한 몸, 즉 열여덟 살이나 더 젊은 42세 전후의 젊음과 날씬한 몸매를 유지할 수 있다'는 것입니다. 이 말은 이제까지의 방식대로 생활하면 60세를 기준으로 30퍼센트 정도 더 노쇠한 몸, 즉 열여덟 살이나 더 나이가 든 78세 전후의 몸으로 질병과 고통 속에 살아간다는 의미이기도 합니다.

사토 박사에 따르면, 2006년 1월에 102세로 사망한 일본인들의 영웅 '미우라 게이조'는 자연 건강법을 실천한 덕분에 99세에 프랑스 몽블랑을 스키로 활강하고, 100세를 맞이한 2004년에는 미국에서 자신을 비롯해 증손자까지 포함된 가족 4대가 스키로 활강을 했다고 합니다.

일본의 2015년 통계에 따르면, 100세 이상의 고령자들이 건강한 몸으로 살아가는 일본의 가고시마현(鹿児島県)에 속한 아마미오시마(奄美大島)는 인구가 약 11만 2,800명인데, 100세 이상의 고령자들이 151명입니다. 인구 10만 명당으로 환산하면 약 134명으로, 일본 평균 44.7명에 비하면 무려 3배나 되는 고령자들이 건강하게 살고 있는 것입니다. 이 사람들의 공통된 특징은 가공 식품을 멀리하고, 현미+잡곡밥, 식이섬유가 많은 채소와 해조류 그리고 된장국 위주의 소박한 식생활을 하고 있다는 것입니다.

110세가 넘은 나이에도 밭에서 열심히 일하면서 살아가는 사람들이 많기로 유명한 에콰도르 빌카밤바 마을 노인들의 식생활도 이와 다르지 않습니다(좀 더 자세한 내용은 이 책의 135쪽 참조).

자연 건강법을 실천하려면 무엇보다 음식물 선택과 관련된 기본적인 지식을 습득하고, 식생활과 생활습관을 개선하고, 스트레스를 잘 관리해야 합니다.

자연 건강법은 먹는 데서 즐거움을 발견하려고 하는 사람들, 즉 식도락가(食道樂家)들은 실천하기 어렵습니다. 다시 말해, 풍족하지는 않지만 남을 도우려는 고차원적인 목표를 갖고, 인생을 즐기며, 보람 있게 살고자 하는 소박한 사람들만이 실천할 수 있습니다.

자연 건강법은 이제까지 학교에서 습득한 20세기 영양학을 근거로 비난하고 조롱하는 주변 사람의 영향을 받지 않을 정도의 굳은 의지와 용기만 있다면 누구나 실천할 수 있습니다. 이를 위해서는 자연 건강법에 관한 기본적인 지식이 있어야 합니다. 즉, "아는 것이 힘이다"라는 말처럼 무슨 일이든 정확한 지식이 있어야 확신과 결단력 그리고 행동으로 옮길 수 있는 힘이 생기는 것입니다.

지금은 20세기의 고전 영양학에 근거한 식생활이 아니라 21세기의 최첨단 홀리스틱 영양학에 근거한 자연 건강법을 실천해야 할 때입니다.

05

자연 건강법으로
금메달 획득

오스트레일리아의 장거리 수영선수 '이언 머리 로즈(Iain Murray Rose)'
는 1939년에 태어나 17세인 1956년 멜버른 올림픽에서 자유형 수영
400미터, 800미터, 1,500미터 종목 신기록을 수립해 금메달 3개를
획득했습니다. 그로부터 4년 후인 1960년 로마 올림픽에서도 금·
은·동메달을 각각 1개씩 획득한 전설적인 장거리 수영선수입니다.

그는 어린 시절부터 몹시 허약한 체질이었습니다. 그래서 그의 부
모는 위에 부담을 주지 않기 위해 고기를 금하고, 유기농 식품과 첨가
물이 없는 식재료만으로 양육했습니다. 구체적으로는 콩류를 비롯해
채소와 해조류, 견과류, 현미 위주의 식사를 하도록 했습니다. 그 결과
그는 올림픽에서 금메달을 4개나 획득하는 좋은 성적을 거뒀습니다.

1960년대 세계적인 팝가수로 이름을 떨친 영국의 록밴드 '비틀즈'는 현미밥을 먹는 채식주의자들로 유명합니다. 그들은 전 세계를 돌며 공연할 때마다 전속 조리사와 함께했습니다. 그 결과 날씬하고 탄탄한 몸, 맑은 목소리로 대중의 인기를 독차지 할 수 있었습니다. 또한 미국 할리우드 스타들이 대부분 현미밥＋채식 위주의 식생활을 하고 있다는 것은 널리 알려진 사실입니다.

육식 예찬론자에게 반갑지 않은 소식으로는 사자와 치타의 사례가 있습니다. 육식동물인 사자와 치타는 불과 수백 미터밖에 뛰지 못하지만 초식동물인 말은 쉬지 않고 수 킬로미터를 뜁니다. 육식 위주의 식사는 단거리용이지만, 채식 위주의 식사는 장거리용입니다. 참고로 알아둘 것은 마라톤 선수는 육식 위주의 식사를 하지 않는다는 점입니다.

육식동물인 사자와 치타는 식사가 끝나면, 20시간 정도 잠을 자곤 합니다. 고기를 소화시키는 데 너무 많은 에너지를 빼앗기기 때문에 피곤한 나머지 잠에 취해 자는 습관이 있다고 합니다.

사람도 이와 마찬가지로 육식 위주의 식생활을 하면 소화하는 데 많은 에너지가 소모되기 때문에 항상 피곤하고 아침 늦게까지 자는 습관이 생겨 알람시계가 깨워줘야만 겨우 일어나게 되는 것입니다.

06
유비무환의
예방의학

제가 '예방이 치료보다 100배 낫다'는 신념으로 예방의학에 관심을 갖게 된 후로는 조선왕조 제14대 왕 '선조(1552~1608년)'와 '이율곡'의 10만 양병론(養兵論)을 자주 되새겨보곤 합니다.

이율곡은 10만 명의 군대를 양성해야 하는 이유, 군대를 양성하는 방법과 활용 방법 등을 구체적으로 제시하면서 이와 같이 하지 않으면 전쟁에 지고 말 것이라고 강력하게 주장했습니다. 선조대왕이 이율곡의 10만 양병론을 받아들이고 미리 군대를 양성해뒀더라면, 임진왜란으로 인해 백성들이 고통을 당하지는 않았을 것입니다.

조선의 선조보다 약 270년 후에 태어난 '플로렌스 나이팅게일(1820~1910년)'은 "모든 질병은 외부에서 오는 것이 아니라 내부에서 발생한다"라고 말했습니다. 그 후로 수많은 학자는 이 사실을 뒷받침하는 증거로 "대부분의 성인병은 외부의 바이러스가 아니라 인체 내부의 면역력 약화로 인해 발생한다"라고 발표했습니다. 그럼에도 대부분의 의과대학에서는 "성인병의 근본적인 발생 원인은 알 수 없다"라고 가르치고 있습니다.

인체에 존재하는 면역력을 강화시켜주는 자연 건강법은 생명의 법칙에 근거한 것입니다. 1830년대 초, 자연 건강법에 관심이 많았던 미국의 의사들은 질병 예방과 건강 유지, 질병 개선, 건강 회복을 위한 '생명의 법칙'에 근거한 매우 심플한 방법을 제시했습니다.

그러나 1870년대 대중요법(對症療法)만을 주장하던 일부 의사들은 "질병은 외부로부터 침입하는 박테리아 때문에 발병하는 것이며, 이는 약물로 격퇴할 수 있다"라는 세균학자 '파스퇴르(1822~1895년)'의 '질병 세균설'을 지지했습니다.

이로 인해 무지몽매한 서민들은 약물요법을 주장하는 의사들의 말을 믿게 됐고, 그 결과 자연 건강법 보급 활동은 제약업계의 방해로 한쪽 구석으로 밀려나게 됐습니다.

그 후 세월이 흘러 20세기에 접어들자, 음식 궁합의 체계적인 이론을 정립한 '허버트 쉘톤' 박사가 "비록 하늘이 무너진다 해도 진실을 관철시키겠다"라는 신념을 갖고 미국의 남부 텍사스 샌안토니오에 헬스스쿨을 개설해 자연 건강법과 관련된 기관지와 저서를 출판하며 자연 건강법을 가르치기 시작했습니다.

허버트 박사는 "건강은 중력의 법칙과 마찬가지로 변경할 수 없는 생명의 법칙에 따른 결과이며, 질병은 그 법칙을 위반한 결과라는 점을 알아야 한다. 건강은 생명의 법칙(자연의 법칙)에 따르면 되돌릴 수 있다. 이 법칙을 지속적으로 무시하면서 건강을 회복시킬 수 있다고 생각하는 사람에게는 효력이 없다. 생명의 법칙을 무시하면 우리는 반드시 비싼 대가를 치를 것이다"라고 말했습니다.

허버트 박사의 말처럼 생명의 법칙인 자연 건강법을 따르면, 칼로리 계산을 하지 않아도 요요현상이 없는 날씬한 몸매와 면역력 향상이라는 두 마리의 토끼를 동시에 잡을 수 있습니다.

질병에 걸리기 전에 21세기 최첨단 홀리스틱 영양학과 자연 건강법에 근거한 식생활을 실천하면 99세까지도 팔팔(88)하게, 더 나아가 120세까지도 무병장수할 수 있습니다. 임진왜란 때 피난을 가는 선조처럼 소 잃고 외양간 고치는 식의 '치료의학'이 아니라 변란이 닥치기 전에 10만 양병론을 주장한 이율곡처럼 유비무환의 자세로 살기 위해서는 '예방의학'에 신경 써야 한다고 생각합니다.

제가 주장하는 예방의학은 전염병 예방주사를 미리 맞아두자는 것이 아니라 우리 신체에 어떤 바이러스가 침입해도 거뜬하게 견뎌낼 수 있는 면역력을 길러두자는 것입니다.

면역력이 강한 사람은 독감 바이러스가 아무리 유행해도, 해마다 예방주사를 맞지 않아도, 마스크를 착용하지 않아도 감기에 잘 걸리지 않는다는 사실만 보더라도 면역력 향상이 얼마나 중요한지 알 수 있습니다.

예방의학은 질병이 발생하지 않도록 면역력을 향상시켜두는 1차 예방, 질병의 조기 발견과 조기 치료를 목적으로 하는 2차 예방, 질병의 재발 방지와 재활을 목적으로 하는 3차 예방을 모두 포함합니다.

현대 의학은 질병 진단과 치료를 주체로 한 정기검진과 정밀검사를 권장해 조기 발견과 조기 치료를 호소하는 2, 3차 예방을 실시해 많은 성과를 거두고 있습니다. 반면, 질병이 발생하지 않도록 사전에 면역력을 향상시켜두는 1차 예방은 자연 건강법에 관한 약간의 지식만 있으면 의학 전문가의 도움 없이도 누구나 실천할 수 있는 아주 심플한 방법입니다.

자연 건강법은 과거 중국 의학에서 말하는 '미병(未病)'이라는 개념과 관련이 있습니다. 미병이란, 현재 뚜렷하게 아픈 증세는 없지만 건강하다고는 할 수 없는 상태, 조금만 과로하거나 날씨 변화로 인해 일교차가 심해지면 자주 감기에 걸리는 상태, 질병이 발생하기 직전의 상태, 늘 기운이 없는 상태, 즉 면역력이 형편없는 수준으로 저하된 상태를 말합니다.

면역력을 향상시켜두는 자연 건강법은 미병 상태의 몸을 건강한 상태의 몸으로 되돌리기 위해 또는 미병 단계에서 질병으로 진행되지 않도록 하기 위해 적극적으로 행동을 취하는 건강법입니다.

그러기 위해서는 "아는 것이 힘이다"라는 말처럼 자연 건강법에 관한 기본적인 지식만이라도 알아둬야 합니다. 자연 건강법은 의학 전문가가 아니어도 누구나 습득할 수 있는 아주 심플한 건강법으로, 평생에 걸쳐 무병장수의 길로 안내하는 참으로 보배로운 지식입니다.

더구나 건강보조식품이나 특별한 약물에 의존하는 것이 아니라 과거 선조들의 전통적인 식생활로 되돌아가는 아주 단순한 생활 방식입니다.

07

21세기 최첨단
홀리스틱 영양학

저는 자연 건강법과 관련된 예방의학을 실천할 수 있는 지식을 가족과 가까운 친지들에게 전하면서, 한두 권의 건강 서적·TV·신문·잡지 등을 통해 얻은 단편적인 지식이 아니라 체계적인 전문 지식이 있어야 한다는 점을 깨닫게 됐습니다. 그리하여 미국 콜로라도 주에 있는 Nutrition Therapy Institute(NTI)에 입학해 늦깎이 학생으로서 21세기 최첨단 영양학인 '홀리스틱 영양학'을 전공했습니다.

홀리스틱 영양학 과정 중, 2017년 8월에 Holistic College of Japan에서 취득한 'Holistic Nutrition Adviser(홀리스틱 영양 지도사)' 자격증은 이 책을 집필하는 데 많은 도움이 됐습니다.

맨 처음 홀리스틱 영양학에 관한 안내 책자를 받아봤을 때 영양학을 공부하는데 왜 '양자 물리학'과 '인체 해부학'이 필요한 거지? 조리사의 심리 상태가 음식에 영향을 미친다고? 체질(Body Type)에 따라 소화와 흡수에도 차이가 있다고? H.O.P.E 건강법이란 도대체 무엇일까? 등 온통 의문투성이였습니다.

그러한 의문들은 점차 공부를 진행하면서 차츰 풀리기 시작했습니다. 그리고 미국에서는, 모든 과목에서 C 학점 이상으로 이 학교를 졸업한 사람에게 '국가 공인 영양 치료사(The Certified Nutrition Therapist)' 자격증을 수여해 의료 분야에서 활동할 수 있다는 것도 알게 됐습니다.

우리나라 대학의 '식품영양학과'와 달리, 기초 영양학, 분자 영양학, 생화학, 생리학 외에 인체 해부학, 양자 물리학, 효소 영양학, 심리 상태에 미치는 음식의 영향, 조리사의 심리 상태가 음식에 미치는 영향, 체질에 따른 소화·흡수의 차이점, 물의 유동성과 전해질 균형, H.O.P.E 건강법, 아토피 피부 질환·당뇨병·암 등 성인병의 발생 원인과 예방법을 공부했습니다. 이곳의 교육 방침은 약을 일절 사용하지 않고 오로지 '음식'과 인체에 갖춰진 '자연 치유력'만으로 모든 질병을 예방·치유하는 것입니다.

특히 농장에서 식탁에 이르기까지 농·축산물의 생산·가공·유통의 모든 과정을 공부하면서 느낀 점은 건강 문제로 한두 가지 약을 복용하거나 비만으로 고민하는 사람이 정상적(?)이고, 단 한 가지 약도 복용하지 않고 건강을 유지하거나 날씬한 몸매로 사회 활동을 하는 사람은 비정상적이라는 것을 알게 됐습니다. 참으로 무서운 시대를 살아가고 있다는 느낌이 들었습니다.

그럼, 이제부터 '홀리스틱 영양학'에 관해 간단히 언급해보겠습니다. '홀리스틱'이라는 말의 어원은 그리스어 '홀로스(Holos)'이며, 그 파생어가 영어의 'Whole(전체의, 모든, 완전한)' → 'Holistic(전체적인)'이라는 뜻을 나타내는 단어가 됐습니다.

홀리스틱 영양학은 육체와 마음(정신)을 분리하는 현대 의학 및 분자 영양학과 달리, 인간은 육체와 마음(정신)을 분리할 수 없는 하나의 존재라는 점, 즉 'Spirit, Mind and Body'의 요소를 포함한 폭넓은 건강 개념입니다.

홀리스틱 영양학에서는 우리의 건강과 관련된 음식은 무엇인지, 즉 우리 입으로 섭취하는 식품의 생산·가공·유통의 과정과 각종 영양소의 소화와 흡수가 우리 건강에 어떤 영향을 미치는지, 그리고 인간의 심리 상태가 소화와 흡수 및 해독에 어떤 영향을 미치는지를 배웁니다.

예를 들어, 주방의 도마 위에 100그램의 소고기가 있다고 가정했을 때, 단지 주방에서 영양소 함유량과 칼로리만 계산해 조리하는 것에만 신경을 쓰는 것이 아니라 이 고기가 생산돼 주방까지 오게 된 모든 과정, 어떤 조리 기구로, 어느 정도의 온도에 맞춰, 어떤 조미료로, 어떤 심리 상태로 조리하고 섭취하느냐에 따라 질병 예방과 치유가 가능하다는 점을 배우는 학문입니다.

먼저 홀리스틱 영양학의 관점에서 생산과 유통 과정을 살펴보겠습니다. '드넓은 목장에서 한가로이 풀을 뜯으며 성장 호르몬과 항생제 투여 없이 정상적으로 성장한 소'에는 각종 염증과 혈압을 진정시켜 주는 오메가3 계열의 지방이 많이 존재하고, '인공 사료와 공장식 사육 시설에서 성장 호르몬과 항생제 투여로 성장한 소'에는 각종 염증과 혈압 상승을 유발하는 오메가6 계열의 지방이 많이 존재합니다.

또한 '바다에서 자유롭게 헤엄치며 자란 돔'에는 오메가3 계열의 지방이 많이 존재하고, '가두리 양식장에서 인공 사료로 성장한 돔'에는 오메가6 계열의 지방이 많이 존재합니다.

이 두 가지 사례를 통해, 우리의 식탁에 오른 고기와 생선은 외형상으로 어떤 차이점도 발견할 수 없지만, 홀리스틱 영양학의 관점에서는 많은 차이점이 있다는 것을 발견할 수 있습니다.

다음으로 미국 도축장에서의 작업 환경을 살펴보겠습니다. 1996년 7월 25일 미국 농무부는 시중에서 유통되는 가공육 중 7.5퍼센트에서 살모넬라균, 11.7퍼센트에서 리스테리아균, 30퍼센트에서 황색포도상구균, 53.3퍼센트에서 클로스트리디움속균이 발견됐다고 발표했습니다.

위생 상태가 나쁜 환경에서 감염된 가공육 중 가장 염려되는 것은 병원성 대장균 O-157입니다. 병원성 대장균 O-157에 감염되면 설사 · 구토 · 신부전 · 내출혈 등의 치명적인 증상을 일으킵니다.

이와 같은 불안의 해소와 식물성 식품에서 발견되는 해충·알·유충을 제거하기 위해 각종 가공육과 식품에는 높은 수치의 감마선 방사선 조사(放射線照射)를 1~2분 정도 시행합니다. 이는 우리가 건강검진을 할 때 촬영하는 흉부 방사선보다 10만 배나 높은 고단위입니다.

이처럼 고단위의 방사선에 노출되면 이 식품 속에 함유된 탄수화물은 세포 분열의 장애를 유발하고, 지방은 강력한 산화 작용을 하는 활성산소 덩어리로 변합니다. 절대로 섭취하면 안 되는 식품, 참으로 소름이 끼치는 식품입니다.

오스트레일리아의 한 물리학자는 "식품 종류에 따라 다르지만, 감마선이라는 방사선에 노출된 식품은 활성산소 수치가 3~50배 상승한다"라고 밝혔습니다. 식품 속에 발생한 활성산소는 우리의 피부와 노화를 촉진하는 역할뿐만 아니라 각종 암을 유발하는 무시무시한 존재입니다.

저는 홀리스틱 영양학을 공부하면서 각종 농산물·축산물·생선 등의 생산 및 유통 과정을 샅샅이 알게 돼 큰 충격을 받았습니다. 저에게도 자녀들과 손주들이 있는데, 그 아이들이 각종 화학 물질이 첨가된 쓰레기 같은 재료로 생산된 가공 식품과 패스트푸드를 먹으며 살아갈 것을 생각하면, 참으로 어처구니가 없습니다.

08
자연 건강법의
놀라운 결과들

두려움이 앞섰던 첫 시작

제가 초기에 읽은 책들은 주로 '○○가 아플 때는 ○○이 좋다, ○○에
는 ○○이 좋다'라는 식의 '치료의학' 위주의 내용이었습니다.

그러던 중 200여 권을 읽으면서부터 질병이 생기기 전에 미리 면
역력을 향상시켜두는 '자연 건강법'과 '홀리스틱 영양학'이 존재한다
는 것을 알게 됐습니다. 그리하여 제 나름대로 지식을 정리하면서
2013년 3월 1일부터 조심스럽게 일상생활에 적용한 결과, 그 이전과
비교해 신체적·정신적으로 많은 변화가 나타났습니다.

제가 이 책을 통해 공개하는 자연 건강법은 전문가의 지도를 받으

면서 터득한 것이 아니라 외국 서적과 홀리스틱 영양학, 그리고 외국의 자연 건강법 전문가들의 동영상 강의를 통해 알게 된 것이기 때문에 처음에 실생활에 적용한다는 것 자체가 상당히 두려웠고, 시행착오도 많았습니다.

우리나라에는 공인 기관의 자연 건강법이 없었으므로 시각 장애자가 지팡이에 의존해 길을 걸어가듯 시행착오를 겪으면서 조심조심 실천하는 수밖에 없었습니다. 누구든지 새로운 것에 도전하려면 용기가 필요한 법입니다. 더구나 나이가 든 노년층이 이를 실천하는 데에는 수많은 걸림돌이 놓여 있었습니다.

제가 자연 건강법을 실천하는 데 있어 가장 큰 걸림돌은 '아침 식사를 하지 않으면 기운이 없어 아무 일도 하지 못한다', '동물성 단백질을 섭취하지 않으면 기운이 없다', '채식 위주의 식사는 몸을 차게 한다', '과일은 몸을 차게 하는 음식이니 따뜻하게 익혀 먹어라' 등과 같은 말이었습니다. 저의 아내가 한방 병원에 입원해 있을 때, 담당 의사로부터 자주 들은 말은 '과일과 채식 위주의 식사는 몸을 차게 한다'라는 것이었습니다. 한방 전문가의 입장에서 알려주는 정보를 믿는 아내의 생각과 제 생각의 차이점이 가장 큰 걸림돌이 됐습니다.

새로운 각오로 시작하는 자연 건강법도 중요하지만 추위가 한창인 1월 1일부터 굳이 시작할 필요는 없다고 생각하고, 날씨가 따뜻해지기 시작하는 3월 1일로 정해 실행에 옮겼습니다. 한의사의 말을 믿고 있는 아내의 말대로 몸이 차가워지면 중단하겠다는 생각에 큰 기대를 걸지 않고 시작했기 때문에 건강 일지 같은 것은 써두지 않았습니다. 지금 생각해보니 '그때 건강 일지라도 제대로 써뒀으면 좋았을 걸' 하는 아쉬움이 듭니다.

명현 반응(호전 반응)과 체중 감소

자연 건강법을 실천하기 시작한 지 얼마 지나지 않아 뜻하지 않은 복병이 나타났습니다. 특별한 이유도 없이 눈이 갑자기 빨개지고, 코에서는 콧물이 흐르고, 목에서 가래가 나오고, 기침도 자주 하고, 기운이 없고, 가끔 머리도 아팠습니다.

여러 가지 이상한 증상이 한꺼번에 나타나자, '괜히 잘못 시작한 것은 아닌가?' 하는 두려움이 생겼습니다. 그렇게 며칠이 지난 어느 날 아침, 화장실에서 볼일을 보는 도중 갑자기 검은색을 띤 엄청난 양의 대변이 쏟아져 나왔습니다.

저는 '지금까지의 증상은 명현 반응(호전 반응)이었구나!'라고 생각하며 기분이 좋아 어쩔 줄 몰랐습니다. 그날은 두 차례나 더 화장실에 가서 많은 양의 검은색 대변을 쏟아냈습니다. 그러자 갑자기 허리가 홀쭉해지며 바지에 주먹이 들어갈 정도로 날씬해졌습니다. 항상 제게 "아빠 배는 올챙이 배!"라고 놀려대던 딸에게 "아빠가 이래도 올챙이 배냐?" 하고 자랑도 했습니다.

자연 건강법을 실생활에 적용한 후 가장 먼저 눈에 띄게 나타나는 현상은 체중 감소였습니다. 1미터 74센티미터의 키, 80킬로그램의 체중이 불과 몇 달 사이에 10킬로그램, 또 얼마간의 시간이 지나자 5킬로그램 정도가 더 감소했습니다.

이 때문에 가족과 친구들로부터 심한 비난과 조롱을 들었습니다. 아내는 "체중이 갑자기 줄어들면 안 돼요. 두 번 다시 하지 마세요"라며 반대했고, 친구들은 저의 주름진 목을 보고 병이라도 걸린 것 아니냐며 걱정하기도 했습니다. 그러나 몸에 어떤 이상이 발생하거나 감기 한 번 걸리지 않고 더욱 활기 넘치는 건강한 생활을 하는 것을 보고, 자연 건강법에 관심을 갖기 시작했습니다.

계단을 오를 때마다 항상 무거웠던 몸이 체중 감소로 점점 가벼워져서 지금은 보폭을 넓혀 두 계단을 펄쩍펄쩍 건너뛰며 오르고 있는 저의 기분, 이해하시겠습니까?

결혼을 앞둔 저의 딸이 날씬한 몸매를 유지하고자 다이어트하는 것을 곁에서 지켜봤습니다. 제가 자연 건강법에 근거한 다이어트에 관한 지식을 알려주려고 해도 학교에서는 그렇게 배우지 않았다며 잘 받아들이지 않았습니다. 칼로리 계산 위주의 다이어트는 계속됐지만 큰 효과가 없었고, 게다가 요요현상까지 생겨 짜증이 난 기색이 역력했습니다.

딸은 제가 먹고 싶은 것을 실컷 먹고도 날씬한 몸매가 유지되는 것을 부러워하다가 저의 조언대로 다이어트를 실천한 덕분에 날씬한 몸매로 인어 같은 드레스를 입고 2013년 겨울에 결혼식을 올렸습니다. 그보다 더욱 놀라운 사실은, 결혼 후에도 아침에 샐러드 위주의 식생활을 하면서 30세에 첫 아이를 임신해 31세에 출산하기까지 단 한 번도 입덧, 임신중독, 우울증을 겪지 않았으며, 출산 시에도 진통이 시작된 지 불과 5시간 30분 만에 건강한 아이가 태어난 것입니다. 그리고 자연 건강법을 시작한 지 4년 반이 지난 지금까지도 요요현상 없이 날씬한 몸매를 유지하고 있습니다.

자연 건강법에 의한 체중 감소는 제 가족만 경험한 것이 아닙니다. 저의 조언을 그대로 받아들여 식생활을 개선한 대부분의 사람은 6개월 이내에 10킬로그램 감소는 기본이고, 심지어 20킬로그램까지 감소한 사람도 있습니다.

자연 건강법에 의한 체중 감소는 칼로리 계산 위주의 다이어트와 달리 요요현상이 절대로 나타나지 않습니다. 저와 지인들의 경험으로는 몸속의 나쁜 지방이 모두 교체되는 기간에 체중이 계속 줄어들다가 최저점에 도달하면 다시 약간 늘어나 요요현상 없이 날씬한 몸매를 유지합니다.

더 이상 보이지 않는 갈색 반점

이번에는 '갈색 반점'에 대해 이야기해보겠습니다. 제가 65세가 됐을 때 얼굴 오른쪽 광대뼈 근처에 구름 모양의 '갈색 반점'이 생기고, 손 등에는 '검버섯'이 우후죽순처럼 돋아났습니다. 당시는 항상 건강하게 살 수 있을 것이라는 자신감을 갖고 다양한 건강 서적을 읽으면서 생활하던 중이었기에 그 충격과 실망은 너무나 컸습니다.

얼굴에 노화 색소인 갈색 반점이 생긴다는 것은 내장 기관이 점점 약해진다는 증거이고, 나이가 들면서 점차 심장과 뇌세포에도 갈색 반점이 계속 증가한다는 것을 『활성산소는 이렇게 예방한다(活性酸素はこうして防ぐ)』(1995년 출판)를 통해 알고 있었기 때문에 '나도 어쩔 수 없이 노인이 돼 가는구나'라는 생각에 가끔 우울해질 때가 한두 번이 아니었습니다.

저의 아내는 햇볕이 강한 계절을 피해 겨울철에 피부과에 가서 없애버리자는 말을 자주 했습니다. "그렇게 합시다" 하고 대답은 했지만, 항상 바쁘다는 핑계로 피부과에 가지 못하고 있다가, 2013년 3월 1일부터 자연 건강법을 실천하기 시작하자, 얼굴의 갈색 반점과 손등의 검버섯이 더 이상 퍼지지 않고 세월이 갈수록 사라지기 시작했습니다.

미국 '안드레아스 모리츠'의 저서 『The Amazing Liver and Gallbladder Flush』(2005년 출판)[1]를 비롯한 여러 서적을 검토해본 결과, 손등이나 얼굴에 검버섯이 생기는 원인은 다음과 같습니다.

---

1) 우리나라에서는 『의사들도 모르는 기적의 간 청소』(에디터, 2015)라는 이름으로 출판됐습니다.

"대부분의 사람은 검버섯을 단순히 노화 현상 중 하나라고 생각한다. 영어로는 검버섯을 'liver spot(간 얼룩)'이라고 하는데, 이는 간 때문에 생긴다. 담석(膽石)으로 인해 간내담관(肝內膽管)이 막히면 간에서 생성된 담즙(膽汁)이 혈액으로 유입되고, 이것이 특정 부위의 피부 밑에 있는 결합 조직에 축적됨에 따라 담즙이 피부의 표피층에 나타나게 되는데, 이로 인해 검버섯이 자라게 되는 것이다."

이러한 사실을 알게 된 저는 더욱 철저하게 식생활 개선에 힘썼습니다. 지금은 주위 사람들로부터 "얼굴의 갈색 반점이 이제는 거의 안 보인다!"는 말을 들을 때마다 그리고 손등에 계속 자라던 검버섯이 세월이 갈수록 사라지는 것을 볼 때마다 희열을 느꼈습니다.

노년에 얼굴의 반점이나 손등의 검버섯이 생기는 것은 어찌 보면 당연한 일인데, 이와는 반대로 점차 없어진다면 누가 믿겠습니까! "백문이 불여일견"이라는 말을 실제로 체험했습니다.

저혈압에서 정상 혈압으로 돌아옴

저의 아내는 저혈압 때문에 많은 고생을 했는데, 평소 혈압은 80/50 mmHg 정도였습니다. 심장은 낮은 혈압을 높이기 위해 보통 사람보다 더 많이 박동해야 하므로 맥박은 1분에 100회 전후였습니다(참고로 보통 사람의 평균 맥박은 70회, 어린이는 100회 전후입니다).

이것은 마치 자동차가 비탈길을 올라가기 위해 엔진 회전을 고속으로 해 놓고 천천히 달리는 것과 마찬가지 원리입니다. 비탈길을 올라갈 때의 자동차 엔진은 뜨거운 열기를 내뿜지만, 내려갈 때는 엔진을 작동하지 않아도 저절로 내려갈 수 있습니다.

하지만 홀리스틱 영양학을 공부하면서 사람은 아침에 일어나 밤에 잠자리에 들 때까지, 특히 저혈압인 사람은 심장이 쉬지 않고 고속으로 혈액을 뿜어내야 하므로 쉽게 지쳐버려 늘 피곤해하고 누워 있는 것을 좋아한다는 사실을 알게 됐습니다.

그런데 아내는 그러한 지식도 없이 자연 건강법만을 실천했는데도 지금은 115/70㎜Hg 전후로 일정하게 유지되고 있습니다. 언제 그랬냐는 듯이 건강하게 생활하는 아내의 모습을 보면서 자연 건강법에 대해 항상 감사하고 있습니다.

무릎 관절통이 사라짐

저의 지인 중 한 사람은 남에게 대접하기를 좋아하는 마음씨 착한 여성인데, 툭하면 밀가루 음식, 돼지고기 만두, 튀김 음식을 준비해 놓고 손님을 자주 초대하곤 했습니다. 제가 식생활 개선을 한 후에도 가끔 초대받아 함께 식사할 때면 저의 입맛에 맞는 것이 없어 밥과 채소 반찬만을 먹는데, 반찬이 모두 너무 짜고, 모두 불에 익힌 것뿐

이어서 식사를 제대로 하지 못했습니다.

초대받은 날에는 식생활 개선에 대해 아무런 조언을 해주지 못하다가 초대받지 않은 날에 찾아가 차를 마시면서 식생활 개선과 건강에 관한 조언을 해줬습니다. 제가 그분에게 조언을 하면서 느낀 점은 사람이 아장아장 걷기 시작할 때부터 부모의 식습관을 이어받아 길들여진 식생활을 하루아침에 바꾼다는 것은 자신의 건강에 이상이 발생하지 않는 한 결코 쉽지 않다는 것이었습니다.

그분도 저의 조언을 받아들이지 않고 무거운 체중으로 인해 생긴 무릎 통증으로 오랫동안 제대로 걷지도 못하는 생활을 하다가 결국 무릎에 인공 관절 삽입 수술을 받았습니다.

갱년기를 거친 여성들은 여성 호르몬 분비가 줄어들고 갑자기 체중이 늘기 시작하면서 무릎 통증과 허리 통증에 시달리게 마련입니다. 나이가 들면 으레 그러려니 생각하고 생활하다가 심해지면 인공 관절 삽입 수술을 받는 것이 현실입니다.

저의 아내 역시 한때는 저와 함께 서울 북한산을 매주 1회씩 오르내렸는데, 갱년기를 거치면서 무릎에 통증이 생겨 계단을 오르내리는 것을 몹시 힘들어했습니다. 정형외과에서 체외충격파 요법을 꾸준히 받았지만, 효과는 잠시뿐이었습니다. 그러던 중 건강 서적을 통해 무릎 관절에는 천연 식품의 비타민과 미네랄 그리고 콜라겐과 오메가3 계열의 기름이 매우 중요하다는 사실을 알게 됐습니다.

자연 건강법을 실천한 후에는 무릎 관절통이 완전히 사라졌습니다. 아내는 요즘 애완견을 데리고 자유롭게 산책하면서 행복하게 지내고 있습니다(무릎 관절통과 관련된 좀 더 자세한 내용은 이 책의 266쪽 참조).

차가웠던 아랫배가 따뜻함

아랫배가 차가운 사람은 평소 자주 설사를 하고, 감기에 잘 걸립니다. 그래서 여름철에도 아랫배가 차가워지는 것을 방지하기 위해 잠을 잘 때 따뜻한 모포로 덮고 잠을 청하는 사람을 자주 볼 수 있습니다.

자신의 아랫배가 차가운지 아닌지를 알아보려면, 아침에 일어나서 자신의 손바닥을 아랫배에 대어 손바닥이 따뜻하게 느껴지면 차가운 것이고, 차갑게 느껴지면 따뜻한 것입니다. 아랫배가 따뜻하다는 것은 모든 내장이 정상적으로 잘 작동하고 있다는 신호입니다.

저는 과거에 항상 아랫배가 차가워 가끔 설사를 하기도 하고, 감기를 자주 앓기도 했습니다. 그런데 자연 건강법을 실천하기 시작하면서 아랫배가 따뜻해졌습니다. 그 후로는 지금까지 5년 동안 설사를 하거나 감기 한 번 앓아본 적이 없습니다.

이러한 경험을 평소 아랫배가 차갑다는 분에게 권했더니, 자연 건강법을 실천한 지 2개월도 되지 않았는데, 아랫배가 따뜻해졌다고 엄청나게 좋아하기도 했습니다. 이분도 처음에는 밑져야 본전이라는 생각으로 실천했다고 합니다. 그런데 너무나 짧은 기간에 좋은 결과가 나타났을 뿐만 아니라 얼굴색도 복숭아처럼 불그레하고 얼굴에서 광채가 나기 시작했습니다. 1차적인 것을 실천에 옮겨 좋은 결과를 얻었기에 2차로 추가 지식을 알려드렸습니다. 이 지식도 잘 실천한 덕분에 건강검진 때마다 모든 수치가 좋아지고 있다고 합니다.

업어 가도 모를 정도의 숙면을 취함

요즘 젊은 사람들은 불면증으로 인해 고통스러운 날들을 보내고 있다는 건강보험심사평가원의 발표를 보고 깜짝 놀랐습니다. 이 발표에 따르면, 불면증으로 병원을 찾는 사람들의 수가 2016년에 49만 4,915명으로, 2012년의 35만 8,838명에 비해 무려 38퍼센트나 증가했다고 합니다. 병원을 찾지 않고 직접 약을 구입해 해결하는 사람까지 포함하면, 불면증으로 고통을 겪고 있는 사람은 훨씬 더 많을 것으로 예상됩니다. 지긋지긋한 불면증, 겪어보지 않은 사람은 그 심정을 이해하지 못할 겁니다.

　지금은 노년층이 된 저의 친구들도 나이가 들면서 점점 짧아지는 수면 시간과 옅은 수면으로 인해 새벽 1시나 2시에 잠이 깨어 화장실에 다녀오면 으레 뜬눈으로 뒤척이다 아침을 맞이한다는 것이 항상 대화의 주제가 되기도 했습니다.

　저도 역시 친구들과 다를 바 없이 짧은 수면 시간과 수면무호흡증으로 숙면을 취하지 못했기 때문에 낮에는 항상 졸리곤 했습니다. 그럴 때마다 카페인이 많이 들어 있는 커피와 녹차를 자주 마시며 버티다가 카페인 중독이 돼 버렸습니다.

자연 건강법을 적용하며 생활하고 있는 지금은 밤에 잠자리에 눕자마자 누가 업어 가도 모를 정도로 깊은 잠에 빠져들었다가 눈을 뜨면 아침입니다. 또한 제 아내의 말로는 수면무호흡증도 없어졌다고 합니다. 그래서 몸은 항상 날아갈 정도로 가볍기 때문에 항상 의욕적으로 일상생활을 하고 있습니다. 얼마나 감사한지 모릅니다.

수면무호흡증이 있는 사람들이 겪는 사연은 동일합니다. 한참 동안 숨을 쉬지 않고 있다가 한꺼번에 숨을 몰아쉬기 때문에, 심한 경우에는 가족들이 흔들어 깨우기도 합니다. 수면무호흡증으로 수술을 받은 사람에게 자연 건강법 덕분에 그런 증세가 없어졌다고 했더니 못 믿겠다는 듯이 고개를 갸우뚱했습니다.

입 냄새와 잇몸 질환 해결

잇몸 질환의 일종인 염증 때문인지, 아니면 내장에 문제가 있어서 그런지 입에서는 항상 냄새가 나서 주변 사람들로부터 핀잔을 듣곤 했기 때문에 '혹시 나도 암 같은 질병에 걸린 것은 아닐까?'라는 불안 속에 생활해왔습니다. 게다가 잇몸 질환으로 2개의 치아를 뽑은 후

우울증이 찾아오기도 했습니다.

주변 친구들은 나이가 들수록 몸에서 냄새가 나는 것은 당연하다고 생각하기 때문에 손주들이 자신들의 곁으로 다가오지 않는 것에 그다지 놀라지 않습니다.

저는 입 냄새 제거 방법을 알려주는 책을 구입하려고 했지만 아무리 노력해도 국내에서는 구할 수 없었습니다. 그러던 중 외국에서 자연 건강법에 관한 책을 구입해 읽고 '음식의 궁합이 맞지 않으면 소화불량으로 인해 입에서 냄새가 나며, 잇몸 질환이 끊이질 않는다'라는 사실을 알게 됐습니다.

어느 날 친한 친구와 점심시간이 한참 지난 후에 만났는데, 입에서 썩는 냄새가 났습니다. 그래서 "오늘 점심에 맛있는 불고기와 밥을 먹었군!"이라고 말했더니 놀란 눈으로 쳐다보며 어떻게 알았느냐고 했습니다. "자연 건강법을 공부하면 다 알게 되는 거야!"라고 말하면서 동물성 단백질 음식과 채소는 궁합이 맞지만, 동물성 단백질과 탄수화물 위주의 식사는 궁합이 맞지 않아 위에서 오래 정체돼 썩는 냄새가 나는 것이라고 설명해줬습니다.

저도 자연 건강법을 실천하는 데 있어 장애물도 많았지만, '누가 뭐라고 하든 나는 이 길을 간다'라는 식으로 우직하게 자연 건강법을 식생활에 적용한 결과, 지금은 잇몸 질환과 입 냄새를 전혀 걱정하지 않으며 살고 있습니다. 이 흐뭇한 마음, 자연 건강법을 실천해보지 않으면 느끼지 못할 겁니다.

혈액순환이 잘돼 항상 손발이 따뜻함

자연 건강법을 처음 시작할 당시에는 얼마 동안 손발이 차가워졌습니다. 그래서 '과일과 채식 위주의 식사를 하면 손발이 차가워진다는 한의사의 말이 맞구나. 괜히 시작했나 보다' 하고 은근히 걱정하기도 했습니다.

자연 건강법의 명현 반응을 읽어보니 자연 건강법을 실생활에 적용하면 그동안 몸에 쌓여 있던 노폐물들을 한꺼번에 추방하기 위해 모든 에너지가 한쪽으로만 쏠리기 때문에 얼마 동안은 손발이 차가워지다가 다시 따뜻해진다는 것을 알고 나서는 더욱 열심히 밀고 나갔습니다.

처음 우려했던 것과 달리, 날이 갈수록 손발이 따뜻해지고 사계절의 변화에도 민감하게 반응하지 않으며, 쌀쌀한 바람이 불기 시작하는 늦가을과 매서운 날씨의 겨울철에 사람들과 악수를 하면 손이 너무 따뜻하다며 잡은 손을 놓아주질 않는 경우도 종종 있습니다.

나이가 들수록 손발이 차가워지는 것이 당연한 사실인데도, 저는 그와는 반대로 항상 손발이 따뜻했기 때문에 누구를 만나든 자신 있게 손을 내밀어 악수를 청했고, 더 나아가 상대방의 체온으로 건강을 가늠해보기도 하는 이상한 버릇도 생겼습니다.

또한 대부분의 사람은 여름에는 나무 그늘에 앉아 부채질을 하거나 에어컨을 켜기 바쁜데, 저는 더위를 전혀 타지 않아 주변 사람들이 부러워하곤 합니다. 과거와 현재의 건강 상태를 비교해보면, 제 자신도 신기할 만큼 더위와 추위를 모르고 생활하고 있습니다.

화장 잘 받는 촉촉한 피부

저는 가을부터 봄에 이르기까지 세수를 하고 나면, 으레 얼굴에 하얀 각질이 생겨 항상 아내로부터 "화장품 좀 바르세요, 얼굴이 병든 사람처럼 하얗네요!"라는 잔소리를 끊임없이 들으며 살아왔습니다. 이와 비슷한 잔소리를 듣는 것은 저만의 일이 아니라고 생각합니다.

　자연 건강법을 실천한 이후에 나타난 또 하나의 현상은 화장품을 사용하지 않아도 얼굴이 항상 팽팽하고 불그레하다는 점, 겨울철에 세수를 한 후에도 얼굴에 하얀 각질이 전혀 생기지 않고 언제나 촉촉하다는 점입니다.

　홀리스틱 영양학을 공부하면서 자연 건강법을 적용한 식생활을 하면 100조 개나 되는 각각의 세포 안에 수분과 영양소가 항상 충분하리만큼 존재하기 때문에 피부가 팽팽해지고, 햇볕에 그을려도 빠르게 회복된다는 점을 알게 됐습니다.

　그러한 이유 때문인지는 몰라도 많은 사람이 저의 나이를 주민 등록상의 나이보다 10세 이상, 저의 아내는 15세 이상 낮게 보고 대화를 하다가 대화가 끝나갈 무렵에 나이를 밝히면 모두가 깜짝 놀라곤 합니다. 또한 저의 아내는 피부가 팽팽할 뿐만 아니라 항상 촉촉하기 때문에 화장이 잘 받는다고 하고, 저 역시 겨울철에 화장수를 바르지 않고 지내고 있는데도 얼굴에서 빛이 납니다.

환절기 감기에 끄떡없는 면역력 향상

노년기에 접어들면서부터는 1년에 여러 차례 감기로 인해 동네 병원에 자주 가곤 했습니다. 감기가 들면 으레 병원에 가지 않으려고 인터넷으로 정보를 수집하거나 각종 건강 서적을 뒤적이면서 여러 가지 방법을 시도해보기도 했습니다. 하지만 자연 건강법을 실천해 면역력이 향상된 덕분에 2013년 3월부터 2018년 봄 현재까지 만 5년 동안 감기로 인해 목의 편도선이 부은 적도, 가래를 뱉어본 적도, 기침을 해본 적도 없습니다.

또한 해마다 8월 말이 다가오면 으레 콧물이 조금씩 나오다가 9월에 접어들면 본격적으로 심한 기침·눈물·콧물로 인해 책을 제대로 읽을 수 없어 독서의 계절이라는 9월이 책을 좋아하는 저에게는 그림의 떡이었습니다. 비염에 잘 듣는다는 '지○텍'이라는 약을 처방받아 30일 정도 복용해야만 초가을을 조용히 보낼 수 있었습니다. 하지만 지금은 비염약을 일절 복용하지 않고도 가볍게 지나가고 있으며, 아내로부터 매년 "올해도 괜찮네요!"라는 말을 듣고 있습니다.

홀수 해에 태어난 저는 2013년, 2015년, 2017년 세 차례의 정기 건강검진 결과 통보서를 받았는데, 해가 거듭될수록 모든 수치가 좋아졌습니다. 지금은 과거부터 허리가 약한 탓에 발생하는 디스크 문제와 2년에 1회씩 정기 검진을 받으러 가는 경우를 제외하고는 병원에 갈 일이 없습니다.

우리 가족은 실비 보험에 가입돼 있어서 매달 지출되는 보험료가 아깝긴 하지만, 아내의 입장을 고려해 해약하지 않고 고가의 보험료를 내고 있습니다. 그리고 매년 가을철만 돌아오면, 겨울철의 독감에 대비해 예방주사를 맞곤 했는데, 2013년부터는 독감 예방주사를 맞아본 적이 없습니다. 지금도 저의 아내는 해마다 가을철이면 독감 예방주사를 맞아두는 것이 좋다고 끊임없이 잔소리를 하고 있습니다. 물론 사랑에서 우러나온 말이겠지만, 저에게는 마이동풍(馬耳東風)입니다.

몰라보게 줄어든 총콜레스테롤 수치

대한민국 국민으로서 40세 이상이 되면 2년마다 건강검진을 받게 돼 있는데, 저는 이 때마다 '건강검진 결과 통보서'를 비교해보곤 합니다. 2013년, 2015년, 2017년의 정기 검진 결과를 비교해보면 모든 수치가 정상 범위에서 최상급입니다.

	2013년	2015년	2017년
허리둘레(cm)	80	75	77
혈압(㎜Hg)	123/71	132/71	120/80
공복 혈당(mg/㎗)	91	100	91
총콜레스테롤(mg/㎗)	194	172	166
LDL 콜레스테롤(mg/㎗)	109	95	87
요단백	음성	음성	음성
간장질환 AST(U/L)	18	23	19
ALT(U/L)	12	11	16
감마지티피(U/L)	15	10	16

특히 혈압이 큰 변동 없이 일정한 수준에 머물러 있으며, 공복 혈당 수치도 거의 변함 없습니다. 또한 총콜레스테롤 수치와 나쁜 콜레스테롤로 알려진 LDL 콜레스테롤은 해가 거듭될수록 계속 줄어들고 있어, 두 가지 모두 '정상 A' 판정을 받았습니다. 그 덕분에 병원과 약국에서 가장 인기 없는 사람이 돼 버렸습니다.

저의 동갑내기들은 대부분 백내장 수술은 기본이고, 한두 가지 또는 한 움큼 정도의 약을 먹고 있어서 제가 '걸어 다니는 종합병원'이라고 부르기도 합니다. 하지만 저는 자연 건강법을 실천하고 있는 덕분에 현재까지 백내장 수술도 받지 않았으며, 약물은 단 한 가지도 복용하지 않습니다. 그 때문에 별난 사람, 이상한 사람, 비정상적인 사람(?)이 돼 버렸습니다.

맑은 정신과 기억력 향상

우리 가족은 가능하면 수돗물을 사용하지 않고 산에서 솟아나는 물을 길어와 밥을 짓거나 요리를 합니다. 심한 가뭄에도 끊임없이 솟아나는 물은 정말 깨끗하고 물맛도 좋고, 오래 보관해도 이끼가 끼지 않는 것이 특징입니다. 소독약 염소가 포함돼 있지 않은 물을 음료수로 이용할 수 있는 것도 하나의 축복이라고 생각합니다.

저는 자연 건강법 덕분에 산에서 솟아나는 물처럼 머리가 맑아 아침에 읽은 여러 권의 책 내용을 오랫동안 기억합니다. 나이가 들수록 기억력이 쇠퇴해 조금 전에 들은 것도 돌아서면 잊어버리는 것이 정상(?)인데, 이처럼 오래 기억할 수 있다는 것도 작은 행복 중 하나라고 생각합니다.

아침에 잠자리에서 일어나면 제정신이 돌아오는 데 제법 시간이 걸리게 마련입니다. 그런데 자연 건강법을 실천한 이후로는 이른 아침부터 커피를 마시지 않아도 머리가 맑기 때문에 늦깎이 학생으로서 홀리스틱 영양학을 공부하고 있는데도 기억력에 별 지장이 없습니다.

기억력에 관한 내용을 기술하다 보니, 저의 독서 습관도 공개해야 할 것 같습니다. 저는 특별한 일이 없으면 오후 9시 30분 전후에 잠자리에 들어 6시간 정도 숙면한 후, 새벽 4시 전후에 일어나는 것이 습관화돼 있습니다. 그렇게 하는데도 몸은 항상 날아갈 듯이 가볍기 때문에 매일 아침 정해진 분량의 책 10여 권을 동시에 읽습니다.

제가 10여 권이나 되는 책을 동시에 읽는다면 많은 분이 의아해하실 겁니다.

중요한 책들은 분량에 따라 짧게는 10~15일, 길게는 20~30일 동안 읽을 수 있도록 10~15등분이나 20~30등분 해두고 매일 정해진 분량만 읽어 나갑니다. 150페이지 책이라면 하루에 5페이지씩, 300페이지 책이라면 10페이지씩으로 등분해 읽습니다.

예를 들어, 영양학 교과서인 경우에는 오늘이 10일이라면 어제 9일에 읽은 내용 중에서 중요한 부분만 복습한 후, 오늘 분량을 읽으면서 중요한 핵심 단어에는 빨간색 펜, 부수적인 것은 검은색 펜으로 줄을 그으면서 읽습니다. 이러한 방법으로 독서를 하기 때문에 무더운 여름철에 여행을 하거나 뜻하지 않은 일로 바빠져 정기적인 독서를 하지 못해도 1년에 100여 권 정도 읽는 것은 그다지 어려운 일이 아닙니다.

저는 어렸을 때부터 "노인 한 사람이 사망하면 도서관이 하나 없어지는 것과 같다"라는 말을 자주 들어왔습니다. 오랜 경험과 지식이 쌓여감에 따라 그런 평가를 받는 것이 당연하다고 생각합니다. 나이가 들어 그동안 쌓은 경험과 지식을 소유하고 있다면, 그것은 바로 하나의 도서관이 되는 것이며, 그 경험과 지식을 남에게 전해주기 위해 동분서주하며 활동하면 걸어 다니는 도서관이 되는 것이라고 생각합니다.

어렸을 때부터 저의 소원 중 하나가 '걸어 다니는 도서관'이 되는 것이었는데, 노년에 본업인 일본어를 팽개치고 홀리스틱 영양학을 전공한 지식으로 그 소망을 이루리라고는 꿈에도 생각지 못했습니다.

미각 · 청각 · 후각 기능의 향상

나이가 들수록 으레 미각 · 청각 · 후각 · 시각 · 촉각의 오감이 둔해지는데, 저는 오히려 더욱 예민해져 오해를 사는 경우가 종종 있습니다. 다만, 평균적으로 하루에 10시간 이상 컴퓨터로 원고를 쓰고 있는 관계로 양쪽 시력이 항상 0.9에 머물러 있는 것이 불만입니다.

저는 자연 건강법을 실천하기 때문에 돌솥밥에 된장찌개나 청국장찌개 그리고 날것 위주의 반찬을 좋아합니다. 그래서 친구들과 만나면 으레 된장찌개와 돌솥밥이 있는 식당으로 잡아끌다시피 해 들어가서 먹곤 합니다. 물론 집에서 여러 가지 식재료를 넣고 영양이 풍부하게 조리한 것과는 맛이 전혀 다르지만, 하는 수 없이 두 눈을 딱 감고 먹는 수밖에 없습니다.

주문한 된장찌개가 나오자마자 첫 숟갈을 떠서 맛을 봤더니 너무 짜서 먹을 수가 없었습니다. 그럴 때마다 임시방편으로 저는 물을 타서 먹곤 합니다만, 어떤 친구는 한평생을 짜게 먹어온 탓인지 또는 미각을 잃어버린 탓인지, 아무렇지 않다는 듯이 태연하게 뚝딱 먹어치웁니다. 그러면서 하는 말이 "나이가 들수록 입맛이 까다로워지는 군!"이라며 핀잔을 주곤 합니다.

그리고 저는 식탁에 당근이 나오면 먼저 먹어치우는 버릇이 있는데, 당근을 먹으면서 "이 당근은 약간 맛이 짭짤하네!" 하고 중얼거리면, 옆의 친구가 한입 먹어보고는 "참 이상한 친구네, 짭짤하긴 뭐가 짭짤해?" 또는 "오랜만에 만났더니 별 희한한 소리를 다 하는구먼!" 하고 핀잔을 줍니다.

오랜만에 만난 친구에게 자연 건강법에 대해 일일이 설명해줄 수 없는 노릇이기에 하는 수 없이 묵묵히 듣고 있는 수밖에 없습니다. 당근 맛이 짭짤하게 느껴지는 것은 당근에 존재하는 나트륨을 미각의 센서인 미뢰세포(味蕾細胞)가 감지해 전달해주기 때문입니다. 모든 가공 식품과 패스트푸드를 멀리하고, 자연 건강법을 21일 동안만 지속하면 천연의 맛을 느낄 수 있는 센서가 제대로 작동합니다.

가을철 어느 날 동갑내기 친구들과 뒷동산을 거닐고 있는데, 온갖 풀벌레가 가늘고 희미한 소리로 울어대기에 "야~아, 저 소리가 감미롭게 들리는구나!" 하고 감탄하는데도 전혀 반응이 없었습니다. 그래서 "저 풀벌레들의 오케스트라 연주 소리 안 들리니?" 하고 직접적으로 물었습니다. 그런데 아무 일도 없다는 듯이 이상하다는 표정을 지으면서 저만 멀뚱멀뚱 쳐다보는 것이었습니다. 그때서야 나이를 먹으면 청력에도 문제가 생겨 가늘고 희미한 소리를 들을 수 없다는 것을 다시 한 번 확인하게 됐습니다. 피아노를 전공한 딸이 언젠가 저에게 "청소년들에게 잘 들리는 가느다란 소리는, 노인에게 잘

안 들리는 법이에요"라고 한 말이 떠올랐습니다.

어느 가을날 많은 사람이 모이는 집회 장소에 간 적이 있었습니다. 며칠 동안 문을 닫아둔 탓에 환기가 제대로 되지 않아 곰팡이 냄새가 심하게 났습니다. 그래서 동료에게 "곰팡이 냄새 때문에 못 들어가겠다"라고 말했지만, 함께 간 동료는 무슨 소리를 하느냐는 듯이 태연하게 들어가 앉아 있는 것이었습니다. 그곳에는 젊은이들도 많았는데 모두 냄새를 감지하지 못하고 태연하게 앉아 있기에 "곰팡이 냄새 같은 것 안 납니까?" 하고 물어도 모두가 고개를 절레절레 흔드는 것이었습니다. 그래서 그 건물을 관리하는 담당자에게 그 사실을 알려줬는데, 관리인 역시 후각의 센서가 마비된 탓인지 곰팡이 냄새를 못 맡는 것 같았습니다. 그래서 함께 조사해보니 빗물이 흘러 들어와 스며든 카펫 밑에 곰팡이가 피어 있었습니다.

원인을 알 수 없던 두통과 이명(耳鳴)이 사라짐

저의 지인 중 한 사람은 젊은 나이인데도 원인을 알 수 없는 두통과 이명(耳鳴)으로 고생하고 있었습니다. 귀에서 자주 소리가 나기 때문에 거기에 신경 쓰다 보면 길에서 아는 사람을 만나도 아는 척을 하지 못해 오해를 산 경우가 종종 있다고 했습니다. 심지어 중학생 자녀도 건망증으로 학업 성적이 계속 떨어져 고민이라는 말을 듣고 큰 충격을 받았습니다.

그분의 말을 들어보니 아무래도 음식에 문제가 있는 것 같아 조심스럽게 최근 10일 동안 아침에 일어나 밤에 잠자리에 들 때까지 먹는 모든 음식과 반찬 그리고 음료수까지 하나도 빼놓지 말고 기록해달라고 부탁했습니다.

10일 후에 그 기록을 받아 분석해보니 예상대로 음식과 생활습관에 문제가 있었습니다. 식생활에 관한 이야기를 들어보니 그분은 자녀들이 먹고 싶은 음식은 뭐든지 사주며 함께 즐기는 자상한 아버지였습니다. 자녀들이 늦은 밤에 과자나 초콜릿을 먹고 싶다고 하면 즉시 꺼내주고, 통닭이 먹고 싶다고 하면 바로 주문해 함께 먹곤 했습니다. 그로 인해 가족 모두 보통 사람보다 체중이 30~50퍼센트나 더 무거워, 비만 단계를 넘어 고도비만으로 진행돼가는 과정에 있었습니다.

자연 건강법에 관해 조언해드린 후, 21일간의 식단을 다시 기록해줄 것을 부탁했습니다. 그런데 식생활 개선을 시작한 지 2주일도 지나지 않아 원인을 알 수 없던 두통도 사라지고, 머리도 조금씩 맑아졌으며, 체중도 줄어들기 시작했다는 전화가 걸려왔습니다.

제가 예상한 대로 21일이 지나자 남편의 체중은 3킬로그램, 부인은 5킬로그램, 자녀들의 체중도 눈에 띄게 줄어들기 시작했다고 했습니다. 너무나 짧은 기간에 놀라운 결과가 나타나자, 본인들은 물론 부모님도 좋아하신다고 말했습니다.

21일이 지난 후에는 '비만인(肥滿人)'에게만 적용되는 한 단계 더 높은 수준의 식생활 개선 방법을 알려드렸습니다. 그 후 6개월이 지나자 남편의 체중은 10킬로그램, 부인의 체중은 15킬로그램, 그리고 자녀들의 체중도 눈에 띄게 줄어들어, 가족 모두가 옷을 줄이거나 새로 사 입는 경사스러운 일이 발생했습니다.

더욱 놀라운 일은 귀에서 소리가 나는 증세도 점차 완화되고, 자녀들의 학업 성적과 시력도 눈에 띄게 향상된 것입니다. 가족 모두 아침마다 상쾌한 기분으로 일어나 "아~ 오늘도 나는 행복해!"라는 감탄사가 저절로 나온다고 말하기도 했습니다.

도대체 왜 이러한 일들이 짧은 기간에 가족 모두에게 나타난 것일까요? 자연 건강법에 근거해 식생활을 개선하면 피가 맑아지기 때문에 혈액순환이 좋아지고, 두뇌를 비롯해 전신에 좋은 영양소가 공급돼 신체에 쌓여 있던 노폐물을 배출시킴으로써 원인을 알 수 없던 두통도 사라지고, 체중도 감소하고, 기억력도 향상됩니다.

심한 악취와 만성 변비 해결

변비는 왜 생기는 것일까요? 원인 없는 결과는 있을 수 없듯이 변비에도 반드시 원인이 있습니다. 스트레스, 카페인 음료 과다 섭취, 섭씨 10도 이상의 지나친 일교차도 원인 중 하나이지만, 대개는 식이섬유가 전혀 없는 동물성 단백질이나 과자를 좋아하는 사람에게 가장 흔히 나타나는 증세입니다.

저도 한때는 동물성 단백질을 지나치게 좋아해 치질과 탈장으로 고생한 적이 있습니다. 그때는 변비로 인해 며칠에 한 번씩 화장실에 가곤 했는데, 그때마다 코를 움켜쥐어야 할 정도의 심한 악취가 나서 가족들로부터 불평의 소리를 듣기도 했습니다. 그러다 보니 화장실에 가는 일 자체가 스트레스로 작용했습니다.

그 후로 언제인가는 확실히 기억할 수 없지만, 종아리에 정맥류(靜脈瘤)가 생겼습니다. 그 당시는 식이섬유와 정맥류가 아무런 관계가 없는 줄로 알고 있었는데, 자연 건강법을 공부하면서부터 '식이섬유 부족＝변비, 치질, 대장암, 정맥류'라는 공식이 성립한다는 것을 알게 됐습니다.

식이섬유가 풍부한 자연 건강법을 실천한 후로는 하루도 빼놓지 않고 화장실에 들러 볼일을 보곤 하는데, 변기에서 물을 내리기 전에 반드시 살펴보는 버릇이 있습니다. 냄새, 색깔, 형태를 보면서 어제의 식생활을 곰곰이 생각해보는 것입니다. 겨울철과 초봄에는 봄동, 봄철과 여름철에는 상추, 가을철에는 배추를 생된장과 함께 잔뜩 먹거나, 과일을 실컷 먹은 다음 날에는 갓난애의 대변처럼 노란색을 띠면서, 시큼하면서도 달콤한(?) 듯한 냄새가 납니다. 자연 건강법을 실천하면서 식이섬유가 풍부한 채소와 과일은 변비 해소에 도움이 되는 천연 변비약이라는 것을 실감했습니다.

감쪽같이 사라진 손발톱 반달

많은 사람은 손발톱에 흰색 반달이 있어야 건강하다고 생각합니다. 저 역시 학창 시절에 친구들과 손톱을 비교하면서 누구의 반달이 크고 예쁜지에 대해 이야기한 적도 여러 번 있었습니다.

하지만 최근에 미국의 '안드레아스 모리츠'의 저서인 『The Amazing Liver and Gallbladder Flush』를 읽고나서야 이 흰색 반달이 칼슘·아연과 같은 미네랄이 부족할 때 나타나는 신체 반응 중 하나라는 사실을 알고 깜짝 놀랐습니다.

제가 자연 건강법을 권장해 실천에 옮긴 지인들 대부분은 손발톱의 흰색 반달이 없어졌습니다. 이분들의 골밀도 검사 결과는 모두 정상입니다. 이로 인해 골다공증에 대한 두려움을 가질 필요가 없게 됐습니다.

또한 신경이 예민해 짜증을 잘 내며 신경질적이던 성격이 차분해지는 것은 물론, 무좀, 습진, 탈모 증상, 치질, 겨울철에 발뒤꿈치가 갈라지는 것, 무릎이 시린 증세, 잠자는 도중 종아리 뒤쪽 근육 마비 등이 없어졌습니다.

우리가 눈을 크게 뜨고 건강에 관한 세계 곳곳의 최신 정보를 수집하고 적용하면, 우리의 소중한 건강을 지킬 수 있다는 것을 실제 체험을 통해 확인했습니다. 또한 잘못된 생활습관과 귀동냥으로 들은 잘못된 건강 상식으로 인해 "소 잃고 외양간 고친다"는 속담처럼 질병이 발생한 후에 치료하는 '치료의학'에 의존하는 기존의 생활 방식에서도 탈피할 수 있었습니다.

　건강한 삶을 바탕으로 보람찬 인생의 노후를 향해 힘차게 달려가기 위해 그리고 가족에게 막대한 병원비 부담을 주지 않기 위해서라도 유비무환의 자세로 '예방의학'에 관심을 쏟는 것이 가장 지혜로운 삶의 방식이라는 것을 알게 됐습니다.

2부

식재료의
생산과
유통의
불편한 진실

육식으로 당신의 몸을 오염시키지 마라

- 그리스의 철학자, 피타고라스 -

01
미국 농산물의
불편한 진실

미국의 '농장 법안'

미국 정부는 '농장 법안'을 핑계로 거대한 영농단체에 연간 수십억 달러에 달하는 지원금을 지급하고 있습니다. 그러한 지원금을 받은 농장에서는 공장 스타일의 사육장에 공급될 사료용 농작물을 생산하고 있는데, 지원금의 75퍼센트는 유전자변형 옥수수와 밀 그리고 식용유 생산과 관련된 씨앗 종류의 재배에 충당되고 있습니다.

이렇게 생산된 농산물은 공장 스타일의 축사에 갇혀 살아가는 소나 돼지 등의 먹이가 됩니다. 자신들이 원하지도 않는 음식을 먹으며 자란 가축은 글로벌 규모의 식품회사에서 고도로 가공돼 정크푸드의 식재료가 되는데, 정부의 지원금 덕분에 매우 싼 값에 공급할 수 있게 됩니다.

생활 수준이 낮은 서민들은 값싼 정크푸드만을 찾게 마련입니다. 그로 인해 현재 미국은 세계 제2위의 비만 국가가 돼 버렸습니다. 미국인의 비만율은 우리가 상상을 초월할 정도로 심각해 국민의 3분의 2에 해당합니다. 심지어 자신의 몸을 제대로 가누지 못해 다른 사람의 도움을 받아 휠체어로 이동해야만 하는 초고도비만자(超高度肥満者)도 자주 볼 수 있습니다.

정부의 지원금으로 조성된 농장에서는 퇴비 대신 화학비료와 농약을 사용한 유전자변형 농산물로 거금을 벌어들이고 있습니다. 이 농장 법안의 특징은 정부의 지원금으로 조성된 토지에서 지정된 옥수수와 밀 이외의 농작물을 생산하면 벌금이 부과된다는 것입니다. 즉, 연작의 피해를 줄이기 위해 이듬해에 다른 농작물을 생산해 소득을 올리면, 모두 벌금으로 충당해야 합니다.

살충제로 변질된 유전자변형 감자

지금 전 세계의 유전자변형 식품 개발 현황은 우리의 상상을 초월할 정도로 확산되고 있습니다. 유전자변형으로 어패류의 유전자를 토마토, 바이러스의 유전자를 호박, 박테리아 유전자를 옥수수, 사람의 유전자를 담배에 접목시키는 것이 가능해졌습니다. 수많은 기업이 유전자변형의 유혹을 떨쳐 버릴 수 없는 이유는 품종 개량과 대량 생산이 가능하기 때문입니다.

미국 Nutrition Therapy Institute의 교과서인 『FAST FOOD』는 1999년에 미국에서 유통하는 식품의 60퍼센트가 유전자변형 식품이라고 추정했습니다. 그로부터 약 20년이 지난 지금은 어느 정도일지 추정조차 할 수 없을 정도가 됐습니다.

유전자변형 종자의 90퍼센트는 미국의 몬산토 사가 개발한 것이며, 이 회사에서 생산하는 식품이 미국에서 유통되는 유전자변형 식품의 80퍼센트를 차지하고 있다고 합니다. 대표적인 예로는 대두(콩), 옥수수, 면화, 카놀라를 들 수 있습니다.

그중에서도 특히 우리를 두려움에 떨게 하는 것은 유전자변형 감자입니다. 몬산토 사가 개발한 '뉴 리프 포테이토(New Leaf Potato)'를 해충이 갉아먹으면 바로 죽습니다. 감자 자체가 살충제 역할을 하도록 유전자가 변형된 것입니다. 만약 이 감자로 만든 식품이 유통되고 있다면…. 소름이 끼치지 않습니까? 미래에 태어날 후손들의 건강이 몹시 염려됩니다.

2016년 8월 28일의 중앙일보에는 "유럽연합(EU)의 공동연구센터(JRC) 보고에 따르면, GMO(유전자변형)의 종류가 2008년에 33종이던 것이 2015년에는 124종으로 증가한 것으로 분석됐다"라는 기사가 실렸습니다. 이어서 "특히 주목되는 것은 아시아에서의 농작물용

GMO도 2008년에 9종에서 2015년에는 54종으로 급증했다는 보고였다. 이미 GMO를 재배하고 있는 중국과 인도 외에도 일본을 포함한 여러 아시아 국가가 개발에 참여하고 있다. 중국은 정부 차원에서 적극적인 지원을 하고 있어 앞으로 GMO 산업이 크게 발전할 것으로 전망된다"라고 했습니다(좀 더 자세한 내용은 2016년 8월 28일 자 중앙일보 참조).

02

미국 축산물의
불편한 진실

홀리스틱 영양학을 공부하면서 알게 된 놀라운 사실은 미국에서 생산되는 각종 식재료 중, 특히 축산물의 생산과 유통 과정이었습니다. 그 실태를 고발한 외국의 서적과 미국 NTI(Nutrition Therapy Institute)의 교과서인 『FASTFOOD』[2]에서 충격적인 내용만을 간추려 봤습니다.

---

2) Nutrition Therapy Institute의 교과서인 『FAST FOOD』는 다음 문헌을 참조해 편집한 것입니다.

- Twinkie, Deconstructed, Steve Ettlinger, ISBN 978-1-59463-018-7, 2007.
- Excitotoxins: The Taste that Kills, Russel Blaylock, ISBN 0-929173-25-2, 1997.
- A Consumer's Dictionary of Food Additives, Ruth Winter, ISBN 1-4000-5232-7, 2004.

양계장의 실태

공장 스타일의 축산업은 미국 경제에 지대한 공헌을 하고 있다 해도 과언이 아닙니다. 이러한 환경에서 자란 가축은 매우 싼 값에 식품 회사에 공급돼 전 세계로 수출되고 있기 때문입니다.

생산량을 최대한으로 증대하기 위해 소·돼지·닭들은 강제 수용 소의 전쟁 포로들처럼 매우 좁은 공간에 갇혀 방향도 제대로 바꿀 수 없는 환경에서 사육되고 있습니다. 가축들의 사육 환경을 살펴보면 혀를 내두를 정도로 심각합니다. 닭들을 가끔 밖으로 내보내 활동하 도록 하는 양계장도 있지만, 대부분의 양계장에서는 한 마리의 닭이 날개를 겨우 펼 정도의 좁은 공간에 7~8마리가 함께 생활하고 있습 니다. 그로 인해 닭들은 많은 스트레스를 받아 서로를 쪼아대거나 발 톱으로 할퀴기도 합니다. 이를 방지하기 위해 주둥이 부리와 발가락 을 절단해 없애 버립니다.

그뿐만 아니라 알을 낳는 암탉의 수명이 다 되면, '강제환우(强制換 羽)'라는 방법을 사용합니다. 강제환우란, 10~14일 동안 사료를 일 절 주지 않고 물만 주는 잔인한 행위를 말합니다. 이 방법을 사용한 암탉은 충격을 받아 깃털이 모두 빠져 버립니다. 살아가는 데 필요 한 영양이 제대로 공급되지 않기 때문에 저절로 깃털이 빠지는 것입니 다. 이 충격으로 새로 알을 낳기 시작하는 젊은 암탉이 됩니다. 이러 한 방법을 '경제수명(經濟壽命)'이라고 하는데, 이 방법은 가까운 이웃

나라 일본에서도 행해지고 있습니다. 이 방법은 산란 기간을 연장시키는 데는 효과가 있지만, 암탉의 면역 시스템에 이상이 생겨 사람이 먹는 달걀이 살모넬라균에 감염되기가 쉬워집니다. 이 때문에 영국과 캐나다와 인도의 몇몇 주에서는 법으로 '강제환우' 행위를 금지하고 있습니다.

미국을 비롯한 각국에서는 대량 생산을 위해 짧은 기간에 비만해지도록 품종을 개량했는데, 그 결과 닭의 성장 속도가 매우 빨라졌습니다. 일반적으로 시장에 출하하는 2킬로그램의 닭이 되려면 보통 150일 정도 걸리는데, 개량종은 그 3분의 1인 50일밖에 걸리지 않습니다. 더구나 유전자변형으로 개량된 닭은 더욱 빨리 성장하기 때문에 생후 40일 정도 지나면 시장에 출하됩니다. 이 닭들은 외형적인 신체의 성장 속도가 너무 빠른 데 비해 심장과 폐를 비롯한 여러 장기의 발달은 매우 느려 많은 문제가 나타납니다. 극도의 비타민과 미네랄 부족으로 인해 눈이 멀거나 뇌와 신장에 장애가 발생하고, 빈혈, 관절의 기형, 뼈와 근육의 약화 등과 같은 심각한 문제가 나타납니다. 이처럼 문제투성이의 닭들이 세계 각국으로 싼값에 수출되고 있습니다.

양돈장의 실태

공장 스타일의 양돈장에 갇혀 있는 돼지들의 상황은 닭보다 심각합니다. 제대로 움직일 수 없을 정도로 좁은 공간에서 사육되고 있는 돼지들에게는 스트레스로 인해 다른 돼지의 꼬리를 깨무는 습성이 나타납니다. 이를 방지하기 위해 돼지의 꼬리를 마취도 하지 않고 짧게 잘라버리곤 합니다. 그뿐만 아닙니다. 도살장으로 끌려가는 트럭에 실릴 때까지 햇빛이라고는 구경조차 할 수 없는 환경에서 사육되기 때문에 약 70퍼센트의 돼지가 폐렴에 걸립니다. 이러한 질병의 치료와 급성장을 위해 다량의 항생제와 성장 촉진제 호르몬이 투여되고 있습니다.

일본의 '미나미 기요타카'가 저술한 『사실은 무서운 외식(じつは怖い外食)』(2014년 출판)에서는 양돈업자의 고뇌를 엿볼 수 있습니다. 일본의 한 축산 농가의 농부는 24시 편의점에서 유통 기한이 지난 삼각김밥과 주먹밥을 수거해 몇 개월 동안 어미 돼지들에게 매일 3킬로그램씩 사료로 줬더니 머리가 2개이거나 꼬리가 3개인 새끼들이 태어났다고 합니다. 양돈업자들은 사료비를 절약하기 위해 돼지들에게 사료로 제공한 편의점 삼각김밥이 그렇게 심각한 줄 몰랐다고 고백했습니다. 이러한 사료를 먹고 자란 돼지들이 고급 식품으로 둔갑해 정육점에 버젓이 진열돼 있습니다. 이와 같은 사실을 전혀 모르는 소비자들은 붉은 형광 불빛 아래 화려하게 진열된 싼값의 수입산 돼지고기를 선호하고 있습니다.

소의 경우는 닭과 돼지에 비해 조금은 형편이 나은 것 같습니다. 갓 태어난 송아지는 목초지에서 잠시 동안 풀을 뜯으며 지낼 수 있습니다. 그러나 얼마 지나지 않아 사육장으로 옮겨져 그들이 바라는 목초와는 거리가 먼 유전자변형 옥수수와 콩으로 만든 사료를 강제로 먹게 됩니다.

소는 알칼리성 식품인 풀을 먹으며 성장해야 하는데, 산성 식품에 속하는 사료를 먹으면 장기(臟器)가 손상되는 경우가 종종 있습니다. 특히 산성이 된 위장은 산성에 잘 견디는 박테리아에 쉽게 감염됩니다.

Nutrition Therapy Institute의 교과서인 『FAST FOOD』에는 미국 식품의약국(FDA)이 "소의 사료로 죽은 돼지·말·닭과 소의 피를 사료에 첨가해도 된다"라고 허용한 내용이 수록돼 있습니다. 그리하여 일부 축산 농가에서는 캔디 제조 과정에서 발생한 폐기된 재료, 심지어 양계장에서 끌어모은 계분(鷄糞)까지 사료로 공급되고 있다고 합니다.

그리고 소의 급격한 성장과 다량의 우유 생산을 위해 성장 호르몬제와 대량의 항생제가 투여되고 있는데, 최근에 사용되는 호르몬제의 경우, 천연적인 것과 인공적으로 합성한 것까지 합하면 여섯 가지나 됩니다. 이렇게 생산된 소고기를 사람이 섭취하면 암 발생 확률이 높아지고, 남자의 경우 정자 수가 감소하며, 여자의 경우 초등학교 시절에 초경을 겪는 조로(早老) 현상이 나타날 확률이 높아진다고 합니다.

이러한 문제점을 심각하게 받아들인 유럽연합에서는 소에 대한 호르몬제 사용을 엄격하게 금지하고 있습니다. 하지만 미국에서 소비되는 소고기의 90퍼센트는 이러한 호르몬제가 투여된 고기라고 합니다.

호르몬제 투여의 장점은 좁은 공간에서 사육되는 소들이 스트레스를 받지 않고 온순하게 자라게 한다는 점, 성장 속도가 빠르기 때문에 사료가 절약되고 조기에 시장에 출하할 수 있다는 점, 육질이 부드럽고 냄새가 나지 않는다는 점, 고기의 양이 증가한다는 점 등이라고 합니다. 경제성과 생산성에 민감한 축산업자들에게는 매우 매력적인 방법임이 틀림없습니다.

소고기에 함유된 성장 촉진 호르몬제가 얼마나 무서운지는 일본의 '홋카이도 대암협회 세포진센터(北海道対ガン協会細胞診センター)'의 자료를 살펴보면 알 수 있는데, 일본의 영양학자 '야마다 도요후미'가 쓴 『왜 마가린은 몸에 나쁜가?(なぜマーガリンは体に悪いのか？)』(2015년 출판)에는 다음과 같은 내용이 기술돼 있습니다.

"미국산 및 호주산 소고기에는 엄청난 호르몬과 항생제가 사용됐다. 그러한 고기에 함유된 에스트로겐(여성 호르몬) 농도 평균값은 일본의 소 '와규(和牛)'와 비교했을 때, 지방 부분에서는 140배, 붉은 살코기 부분에서는 600배였다.

이처럼 대량의 호르몬제를 소고기를 통해 사람이 흡수하면, 인체의 호르몬 균형은 철저히 붕괴돼 유방암, 자궁암, 난소암, 전립선암, 폐암 등과 같은 '호르몬 의존성 암'의 원인이 된다."

이러한 사실을 알게 된 유럽연합에서는 "1989년 이후 호르몬제가 투여된 고기의 수입을 금지했다. 그렇게 한 결과, 유럽연합의 각국에서는 유방암 사망률이 대폭으로 감소했다. 그 감소율은 평균적으로 30퍼센트였지만, 아이슬란드에서는 더욱 현저하게 40퍼센트에 이르는 극적인 변화가 나타났다. 호르몬제가 투여된 고기의 수입금지와 무관하다고는 할 수 없다"라고 밝혔습니다.

이와 같은 성장 촉진 호르몬제의 무서움을 모르는 사람들은, 건강은 고려하지 않고 입안의 혀끝을 만족시켜주기 위해 "한 끼에 몇 인분을 먹었다"고 자랑을 늘어놓습니다. 식품 선택에 관한 정확한 지식은 내 건강뿐만 아니라 가족의 건강에까지 지대한 영향을 미친다는 점을 염두에 뒀으면 좋겠습니다.

도축장의 실태

1996년 미국 농무부의 발표에 따르면, 도축장을 비롯한 각종 식육가공 공장에서 생산된 가공육의 샘플 중 7.5퍼센트의 제품에서 살모넬라균, 11.7퍼센트의 제품에서 리스테리아균, 30퍼센트의 제품에서 황색포도상구균, 53.3퍼센트의 제품에서 클로스트리듐 계열의 균이 발견됐다고 합니다.

더구나 매우 불결한 환경에서 사육된 소는 이미 병원성 대장균 O-157에 감염된 채로 성장해 도축장으로 끌려갑니다. 이러한 소가 도축장에서 도살당해 해체되고, 위생 시설이 엉망인 가공 공장에서는 분변을 통해 식육으로 전염됩니다. 이러한 병원성 대장균에는 항생 물질을 투여해도 효과가 없기 때문에 설사, 구토, 급성 신부전증, 내출혈 등의 치명적인 '햄버거병'을 유발하기도 합니다.

2017년 여름, 우리나라 매스컴이 앞다퉈 발표한 '햄버거병' 뉴스 기사에는 "ㄱ양(4세)은 ○○회사의 햄버거를 먹은 후 복통을 호소했고, 설사에 피가 섞여 나올 정도로 상태가 심각해 중환자실에 입원했는데, 진단명은 용혈성요독증후군(溶血性尿毒症候群)으로 ㄱ양은 현재 신장의 90퍼센트가 손상돼 복막투석을 받고 있다"라고 적혀 있습니다 (좀 더 자세한 내용은 2017년 7월 6일 자 한겨레신문 참조).

유통 과정의 방사선 조사

미국에서는 병원성 대장균으로 인해 발생하는 문제점을 예방하기 위해 방사선 조사를 새로 도입했습니다. 이에는 국제원자력기구

(IAEA), 국제식량농업기구(FAO), 세계보건기구(WHO)가 협력하고 있습니다.

식품에 대한 방사선 조사는 식품에 존재하는 해충이나 유충을 사멸시키고 유통 기한을 연장하기 위해 도입된 것으로, 고용량의 강력한 감마선에 1~2분 정도 노출하는 것을 의미합니다. 우리가 건강검진 때마다 가슴을 방사선에 노출시켜 폐를 촬영하곤 하는데, 그때의 용량보다 10만 배나 더 강력한 고단위입니다. 강력한 고단위의 방사선에 노출된 식품에서는 색깔, 냄새, 맛, 식감, 단백질 구조에 변화가 발생하기 때문에 이를 만회하기 위해 합성 화학 첨가물을 추가합니다.

이처럼 엉뚱하게 변질된 식품을 사람이 섭취하면, 어떤 반응이 나타날까요? 미국 식품의약국은 1968년에 방사선을 조사한 사료를 준 동물에서는 정소종양(精巢腫瘍), 체중 감소, 백내장, 수정률(受精率) 저하, 단명(短命) 등의 발생률이 대폭 증가했다고 발표했습니다. 그리고 1982년의 발표에 따르면, 30년 이상에 걸쳐 방사선을 조사한 식품 413종류 중에서 안전하다고 할 수 있는 것은 1퍼센트에 불과합니다.

한편, 헝가리에서도 방사선을 조사한 1,233품목의 식품 중에서 안전하다고 할 수 있는 것은 하나도 없다고 발표했습니다. 독일에서는 돌연변이, 수정률 감소, 대사 장애, 성장 속도 저하, 저항력 저하, 장기의 중량 변화, 암 발생 가능성이 제기되면서 식품에 대한 방사선 조사가 금지됐습니다.

위와 같은 미국의 농·축산물의 생산 및 유통 과정을 알고 나니 어떤 생각이 드십니까? 미국이라는 나라는 강대국이자 선진국이기 때문에 식재료도 다른 어떤 나라보다 안전할 것이라는 생각은 환상에 불과하다는 점을 확인할 수 있었습니다.

　따라서 홀리스틱 영양학에서는 신토불이(身土不二)를 강조하며, 가능하면 수입품 대신 동네의 신용할 수 있는 곳이나 유기농 전문 식품점에서 유통기한이 가장 짧은 신선한 식품을 선택해 섭취할 것을 권장하고 있습니다.

03
외국 수산물의
불편한 진실

드넓은 바다에서 포획되는 각종 물고기는 대량 수요로 인해 공급이 수요를 따라가지 못하고 있습니다. 그로 인해 대부분의 해양 국가에서는 양식 어업이 발달해 각종 어종을 가두리 양식장에서 사육하고 있지만, 자연산 물고기와 가두리 양식장에서 사육한 것에는 씹히는 식감과 맛·향에 엄청난 차이가 나게 마련인데, 그 이유는 다음과 같습니다.

바다에는 오메가3가 풍부한 해조류와 식물성 플랑크톤이 존재하는데, 동물성 플랑크톤은 식물성 플랑크톤, 매우 작은 물고기와 새우는 동물성 플랑크톤, 그보다 더 큰 다른 물고기는 이들을 먹고 성장합니다. 그리고 전복이나 장어와 같은 어패류는 해조류를 먹고 성장합니다. 이와 같은 먹이사슬로 인해 자연산 어패류에는 오메가3가 풍부합니다. 자연산 어패류를 불에 구우면 구수한 향기와 맛이 나는 것은 바로 이 때문입니다.

하지만 가두리 양식장에서 사육된 물고기는 불에 구워도 구수한 향기와 감칠맛이 덜하며, 금방 질리고 맙니다. 가두리 양식장에 공급하는 대부분의 사료는 원가 절감을 위해 외국에서 유전자변형으로 대량 생산된 콩이나 옥수수를 싼값에 수입해 생산한 것입니다. 그로 인해 오메가6가 많이 함유돼 있기 때문에 자연산과는 맛이 전혀 다릅니다.

일본에서는 자연산 연어가 비싸기 때문에 대부분 외국에서 수입해 충당하고 있는데, 그중 40퍼센트는 칠레산이라고 합니다. 칠레에서 수입하고 있는 값싼 연어는 대부분 가두리 양식장에서 사육한 것입니다.

일본에서 발행된 『사실은 무서운 외식(じつは怖い外食)』(2014년 출판)이라는 책에는 칠레산 연어에 대해 자세하게 기술돼 있는데, 그 내용을 요약하면 다음과 같습니다.

"칠레 현지에서 조사한 바에 따르면, 연어에게 사료를 대량으로 투입함으로써 먹고 남은 찌꺼기와 오줌 등으로 인해 바닷물 자체가 오염돼 있기 때문에 연어의 피부와 점막에 흡혈충이 기생하고 있다. 그것을 퇴치하기 위해 살충제, 살균제 및 항생제를 투여함으로써 안전성이 위협받고 있다.

또한 칠레산 연어는 빛깔이 매우 선명한 것이 특징인데, 그 이유는 사료에 인공으로 합성한 '아스타잔틴(Astaxanthin)'이 함유돼 있기 때문이다. 당근 등에 존재하는 천연 아스타잔틴은 매우 유익한 항산화 물질로 알려져 있지만, 인공으로 합성한 것을 대량으로 투여하면 어떻게 되는지에 대한 안전성은 아직 확인되지 않았다."

칠레의 연어 외에도 더욱 염려되는 것은 우리나라 정부가 일본의 8개 지방자치단체, 후쿠시마현(福島県), 군마현(群馬県), 도치기현(栃木県), 이바라키현(茨城県), 미야기현(宮城県), 치바현(千葉県), 가나가와현(神奈川県), 이와테현(岩手県)으로부터 각종 식품을 수입금지 조치한 데 대해 일본 정부가 세계무역기구(WTO)에 제소해 최근에 한국 측이 패소했다는 각종 매스컴의 보도입니다. 이로 인해 머지않아 방사성 물질의 오염이 염려되는 수산물을 비롯한 각종 식품이 이들 지역으로부터 수입될 것이라고 추정할 수 있습니다.

일본의 내과 의사 '우츠미 사토루'의 저서 『방사능과 원자력발전의 진실(放射能と原発の真実)』(2015년 출판)에 따르면, 후쿠시마 원자력발전소 폭발로 인한 방사성 물질에 오염된 식품을 수입금지하고 있는 나라는 한국 외에도 미국, 러시아, 중국, 타이완, 마카오, 홍콩, 쿠웨이트, 사우디아라비아, 레바논, 기니, 싱가포르, 필리핀, 부루나이, 뉴칼레도니아 등이 있습니다. 그중에서 중동 지방의 '쿠웨이트'는 일본으로부터의 모든 식품을, 아프리카의 서쪽 끝 태평양 연안의 '기니'는 일본의 모든 해산물과 우유 및 유제품 수입을 전면 금지하고 있습니다.

3부

어떤
음식물을
선택할
것인가?

맛있는 먹거리가 소화기관을 썩게 만든다

- 영국의 극작가, 윌리엄 셰익스피어 -

01

내 몸을 형성하는 재료,
음식물

우리의 인생은 선택의 연속이라 해도 과언이 아닙니다. 친구와 배우자를 선택하는 것은 우리의 일생을 좌우하는 일이므로 이 세상에 태어나 살아가는 과정 중 가장 중요한 필수 선택사항입니다. 그에 못지않게 중요한 또 하나의 선택은 우리의 건강을 책임지는 음식물입니다.

저는 '날씬한 몸매와 건강은 우연의 산물이 아니라 몸에 적합한 질 좋은 음식만 선택했을 때 얻을 수 있는 선물'이라고 강조하고 싶습니다.

분자 영양학 분야에서 위대한 업적을 남긴 '로저 윌리엄스' 박사는 "당신의 몸은 음식으로 구성돼 있다(You are what you eat.)"라는 유명한 말을 했습니다. 이 말은 일상생활에서 섭취한 음식이 우리 몸을 형성하는 재료가 된다는 뜻입니다.

집을 모래 위에 지을 것인지, 튼튼한 바위 위에 지을 것인지도 중요하지만, 바위 위에 짓는 집도 어떤 재료를 선택해 짓느냐에 따라 폭우를 동반한 태풍에 견뎌낼 수도 있고, 힘없이 무너질 수도 있습니다. 이와 마찬가지로 신체 구성에 좋은 재료가 되는 것을 선택해 섭취하면 몸이 건강해지고, 나쁜 재료가 되는 것을 선택해 섭취하면 건강이 나빠지게 마련입니다.

어떻게 하면 우리 몸에 좋은 음식을 선택할 수 있을까요? 우리가 맨 먼저 해야 할 일은 어떤 음식이 몸에 좋은지 나쁜지를 판단하기 전에 음식에 관한 지식을 습득해두는 것입니다. 전문가 수준의 깊은 지식이 아니라 기본적인 지식만 습득해둬도 자신이 스스로 판단하고 선택해 건강을 유지할 수 있습니다.

02
탄수화물의
불편한 진실과 대응책

3대 영양소 중 하나인 '탄수화물(炭水化物)'은 일상생활의 에너지원이 되기도 하고, 호흡, 체온 유지, 심장 활동을 비롯한 모든 활동의 원동력이 되기도 하는 필수 영양소입니다.

탄수화물은 원래 '당질(糖質)'과 '식이섬유'를 통틀어 일컫는 말이었지만, 식이섬유는 당질처럼 에너지가 되지 않고 '생체 기능 조절'을 담당하는 중요한 요소로 분리시켜 6대 영양소로 자리매김하려는 경향으로 인해 '탄수화물=당질'이라는 공식이 성립됐습니다.

탄수화물은 '단순 탄수화물'과 '복합 탄수화물'로 분류하는데, '단순 탄수화물'은 비타민과 미네랄이 제거된 단순한 구조로 돼 있어서 중독성이 있습니다. 하지만 정제(精製)하지 않은 '복합 탄수화물'은 비타민과 미네랄이 많이 함유된 곡식, 콩류, 감자류와 같은 식품으로, 중독성이 없습니다.

단순 탄수화물(單純炭水化物)이란, 식이섬유, 비타민, 미네랄이 대부분 제거돼 분자가 매우 작은 포도당, 과당, 자당(蔗糖, 설탕)과 같은 물질을 가리킵니다. 이들을 단독으로 섭취하면 흡수가 빨라 순식간에 혈당이 180mg/㎗ 이상으로 상승할 뿐만 아니라 중독성이 있습니다. 이러한 이유로 단순 탄수화물은 나쁘다는 인식이 널리 퍼져 있습니다.

정제하지 않은 복합 탄수화물(複合炭水化物)인 현미를 비롯한 콩류 및 곡류 등은 식이섬유, 비타민, 미네랄, 항산화 물질이 함유돼 있어 포도당이 서서히 소화·흡수되기 때문에 혈당이 순식간에 상승하지 않는 매우 유익한 식품입니다. 그럼에도 최근에는 '탄수화물=비만의 첫걸음'이라는 엉터리 인식이 확산돼 단순 탄수화물과 복합 탄수화물을 구분하지 않고 무조건 멀리하는 경향이 있습니다.

그로 인해 탄수화물은 전혀 섭취하지 않고 동물성 단백질과 지방만 섭취하는 '황제 다이어트'가 유행하기도 하는데, 이러한 다이어트는 영양학적·생리학적으로 볼 때 매우 위험하므로 절대로 하면 안 됩니다.

악질 탄수화물 '백미와 밀가루'

어떤 영양학자는 '백미'와 '밀가루'를 '악질 탄수화물'이라고까지 표현하고 있습니다. 백미와 밀가루는 도정 과정에서 필수 영양소인 비타민과 미네랄이 대부분 제거돼 전분만 섭취하는 식품으로 변해 버렸습니다. 이로 인해 우리의 건강에 많은 문제점이 발생하고 있는데, 이를 요약하면 다음과 같습니다.

◐ 고기보다 더 심각한 밀가루의 폐해

수천 년 동안 서양인들이 주식으로 먹고 있는 밀에는 '유산(硫酸, 황산)'을 생성하는 물질이 많이 존재하기 때문에 홀리스틱 영양학에서는 고기보다 더 심각한 산성 식품으로 분류하고 있습니다.

자동차 배터리에 사용되는 '황산(黃酸)'은 산성비에도 포함돼 있는 강산성의 액체 화합물로, 매우 위험한 물질입니다. 황산 한 방울을 손바닥에 떨어뜨리면 화상을 입고, 눈에 들어가면 실명할 정도로 심각한 손상을 입히는 물질입니다.

이러한 물질이 밀에 의해 인체 내에서 생성된다는 사실을 알고 계신가요? 저도 최근에 심장질환 예방의 권위자인 '윌리엄 데이비스'의 저서 『WHEAT BELLY』[3]를 통해 알게 됐습니다. 이 책에서는 "머리

---

3) 우리나라에서는 『밀가루 똥배』(에코리브르, 2012)라는 이름으로 출판됐습니다.

부터 발끝까지 건강을 해치는 밀"이라고 표현했습니다.

황산이 포함된 산성비는 돌로 된 비석과 수명이 100년이라는 콘크리트의 수명까지도 단축시키는 산성 물질입니다. 이러한 물질을 생성하는 식품을 지속적으로 섭취하면, 인체는 자연히 산성 쪽으로 기울고 맙니다. 산성 쪽으로 기울어지는 신체를 약(弱)알칼리성 체질로 유지하기 위해서는 산성을 중화시키는 미네랄인 칼슘이 대량으로 소비돼 자연히 골다공증으로 진행되며, 이어서 칼슘 부족으로 인해 다른 질병으로도 이어집니다.

건강을 이야기할 때 밀가루에 존재하는 '글루텐'을 빼놓을 수 없습니다. 글루텐은 옥수수를 비롯해 쌀과 같은 다른 곡물에도 존재하지만, 특히 밀 종류의 곡물에 존재하는 글루텐이 문제가 되고 있습니다.

『장수하고 싶으면 빵은 먹지 마세요(長生きしたけりゃパンは食べるな)』 (2016년 일본 SB크리에이티브 출판)라는 책에는 유전자변형 종자로 생산된 밀에는 기존의 밀보다 40배나 더 많은 글루텐이 존재한다고 밝히고 있습니다. 생명 공학의 발전으로 인해 엎친 데 덮친 격으로 많은 사람의 건강이 더욱 훼손되고 있으니 참으로 안타깝습니다.

'스티븐 왕겐'의 저서 『Healthier Without Wheat』[4]에서는 밀가루의 글루텐으로 인해 발생하는 대표적인 질병으로는 '셀리악병'을 비

---

[4] 우리나라에서는 『밀가루만 끊어도 100가지 병을 막을 수 있다』(끌레마, 2012)라는 이름으로 출판됐습니다.

롯해 빈혈, 철분 결핍증, 갑상선 기능 저하증, 골다공증 등 이루 헤아릴 수 없을 만큼 많다고 밝히고 있습니다. 자연 건강법을 실천하고자 하는 분들은 꼭 한 번 읽어볼 것을 권합니다.

◐ 혈당 수치의 불안정을 조장함

필수 영양소인 각종 비타민과 미네랄이 대부분 제거된 백미와 밀가루는 소화와 흡수 과정이 매우 신속하게 진행됩니다. 소화가 빠르다는 것은 언뜻 생각하기에 좋은 것처럼 느껴지지만, 사실은 정반대의 결과가 초래되고 있습니다.

소화·흡수된 포도당이 혈액 속으로 빠르게 흡수되면 혈당 수치는 급격히 상승합니다. 그렇게 되면 혈당 수치를 조절하는 호르몬 인슐린이 췌장으로부터 한꺼번에 폭포수처럼 분비돼 혈당 수치를 낮추고, 혈당 수치는 계곡으로 굴러떨어지는 돌처럼 급격히 내려갑니다. 그 결과, 식사를 한 지 얼마 지나지 않았는데도 다음 식사 시간이 기다려지게 되는데, 이를 참지 못하고 달콤한 음식을 먹으면 또다시 혈당 수치가 급격히 올라갑니다. 이처럼 백미와 밀가루는 마약처럼 중독성이 있기 때문에 단숨에 중단하기가 매우 어렵습니다.

또한 많은 사람이 경험한 바에 따르면, 일이 예상대로 진행되지 않거나 초조할 때는 커피, 초콜릿, 청량음료 등으로 기분 전환을 하려고 합니다. 이것은 신체가 당분을 원하고 있다는 신호이므로 중독성이나 다름없습니다. 단지 본인이 느끼지 못하고 있을 뿐입니다.

당분을 원할 때마다 섭취하면, 혈당 수치가 그네를 타는 것처럼 급격하게 오르락내리락하게 돼 인슐린 공장인 췌장에 엄청난 부담을 주게 될 뿐만 아니라 혈당 수치 조절 기능에도 지장을 초래합니다. 또한 인슐린과 연대해 작용하는 다른 호르몬에도 영향을 미치기 때문에 결과적으로는 여러 가지 문제점이 연속적으로 발생합니다.

◉ 에너지 생산의 비효율성

몸속으로 소화·흡수된 탄수화물 '당(糖)'은 혈액과 함께 전신을 순환하면서 비타민과 미네랄의 공동 작업을 통해 100조 개에 이르는 각 세포 속의 '미토콘드리아'라는 발전소에서 에너지 물질(ATP)로 변환됩니다.

화력발전소의 석탄이 연소할 때 산소가 필요하듯, 세포 속 미토콘드리아라는 발전소에서 에너지 물질(ATP)로 변환될 때 탄수화물 섭취량에 비례한 비타민과 미네랄이 필요한데, 백미는 정제 과정에서 대부분 제거돼 절대적으로 부족합니다. 그렇게 되면 에너지가 제대로 생산되지 않게 됩니다.

그리고 에너지 생산 공장인 세포 속 미토콘드리아에서는 에너지 생산 과정에서 무서운 활성산소가 발생합니다. 비타민과 미네랄의 재고량이 충분하면 활성산소를 힘들이지 않고 간단히 처리할 수 있지만, 이들 영양소가 충분히 공급되지 않으면 활성산소 처리는커녕 미토콘드리아 자체가 활성산소의 공격을 받아 망가지고, 에너지 생산 효율은 형편없이 저하됩니다. 따라서 에너지 부족으로 인해 인체 내의 노폐물 배출이 제대로 이뤄지지 않고 쌓이게 돼, 결국 냉증과 비만을 비롯한 각종 질병으로 이어집니다.

◉ 고혈당으로 전신의 염증을 증가시킴

혈액 속에 '당(糖)'이 지나치게 많이 존재하면 '고혈당(高血糖)' 상태가 됩니다. '고혈당' 상태에서의 '당'이 혈액 내의 단백질과 만나면 수치의 균형에 의해 몇 년 만에 만난 연인처럼 자연스럽게 달라붙습니다. 이렇게 생겨난 단백질을 '당화단백질(糖化蛋白質)'이라고 하는데, 이들이 여러 단계의 화학 반응을 거쳐 '종말당화산물(終末糖化産物)'이라는 불필요한 물질로 변화됩니다. 이 종말당화산물은 당화단백질의 최종 형태로, 영어로는 'Advanced Glycation End Products(AGE, AGEs)'라고 하는데, 최근에 이르러서야 이 종말당화산물이 신체 내의 염증을 일으키는 가장 큰 요인 중 하나로 밝혀졌습니다.

이 종말당화산물은 세포를 자극해 '문제가 발생했으니 모두 모여라!'라는 신호인 '사이토카인' 호르몬을 주변에 보내 염증을 일으켜 활성산소를 증가시키는 요인이 됩니다. 활성산소가 장에서 많이 발생하면 장(腸) 속의 세균 균형이 붕괴돼 장의 노화가 촉진되고, 장이 노화되면 그 영향이 전신에 미쳐 신체 곳곳에서 염증이 발생합니다.

원래 몸속에서 발생한 종말당화산물의 일부는 소변과 함께 배출돼 버리므로 건강한 사람에게는 문제가 발생하지 않습니다. 하지만 나이가 들수록 배출 능력이 저하되면서 문제가 발생하는 것입니다.

채소와 과일에 존재하는 비타민과 미네랄 및 항산화 물질의 섭취를 중요시하지 않고 탄수화물과 동물성 단백질 중심으로 식사하면, 종말당화산물과 세포의 산화(酸化)가 심화되면서 신체 곳곳에 염증을 일으킵니다. 그렇게 되면, 이번에는 염증에 의해 산화와 종말당화물질이 진행되는 악순환의 고리가 연속적으로 발생합니다. 그러므로 기초 대사량이 대폭 줄어드는 40대부터는 나이가 들수록 백미나 밀가루 위주의 탄수화물 섭취량을 차츰차츰 줄이라는 권고를 받는 것입니다.

달콤한 유혹, 산성 식품 '백설탕'

설탕에 관해서는 시시비비가 끊이지 않고 제기되고 있습니다. 미국영양사협회(ADA)에서는 설탕 생산 업자들의 로비 활동으로 설탕을 상당히 긍정적으로 평가하고 있지만, 대부분의 학술 서적에서는 매우 부정적으로 평가하고 있습니다.

설탕은 마약과 같은 중독성이 있으며, 언제 어디서나 쉽게 구입해 활용할 수 있기 때문에 사실 마약보다 더 무섭다고 할 수 있습니다. 마약을 주사하면 어느 정도의 시간은 몸속에 머물러 있어 쾌감을 느끼게 해주지만, 마약 성분이 감소하면 감정 조절이 제대로 되지 않아

버럭 화를 내는 금단 증상이 나타납니다.

달콤한 음식을 늘 즐기는 사람도 일정 기간 동안 먹지 않으면 초조해지거나 울적해지는 경향이 있습니다. 마약보다는 가벼운 증상이지만, 일종의 금단 증상이 나타나는 것입니다. 그래서 일부 학자들은 설탕을 가리켜 '마일드 마약'이라고 부르기도 합니다. 마일드 마약이라고 일컬어지는 설탕이 대량으로 사용된 식품에는 초콜릿, 케이크, 도넛, 청량음료, 빵, 과자 등이 있습니다.

미국의 영양학자이자 작가인 '낸시 애플턴'의 저서 『설탕 습관을 핥아라(Lick the Sugar Habit)』(1996년 출판)에는 설탕이 신체 건강에 미치는 영향에 관해 다음과 같이 기술돼 있습니다.

- 담석증
- 위산과다
- 신장 장애
- 노화 촉진
- 시력 약화
- 면역 시스템 억제
- 미네랄 균형 붕괴
- 알코올 중독증 초래
- 치질과 정맥류 발증
- 위장의 산성도 상승

- 어린이 습진의 원인

- 음식물 알레르기 유발

- 류머티즘 관절염 유발

- 칸디다증(Candidiasis)

- HDL 콜레스테롤 감소

- 충치 · 치주염의 발생

- 혈중 콜레스테롤 수치 향상

- 칼슘과 마그네슘의 흡수 방해

- 어린이의 아드레날린 수치 향상

- 어린이의 집중력 결핍과 심리불안의 원인

- 유방암 · 난소암 · 결장암 · 전립선암 · 직장암 유발

○ 혈액 속의 설탕 덩어리, 슈거 크리스털

사람이 스트레스를 받으면 달콤한 음식을 찾게 마련입니다. 과자, 초콜릿, 아이스크림, 빵, 콜라, 각종 탄산음료 중에서 설탕이 들어 있지 않은 식품을 몇 가지나 찾을 수 있을까요? 인류 역사상 이토록 많은 설탕을 섭취한 시대는 없었습니다.

효소 영양학 전문가인 '츠루미 다카후미' 박사는 『대사를 향상시키면 건강해진다(代謝を上げると健康になる)』(2010년 출판)라는 책에서 "LBA(Live Blood Analysis)라는 방법을 사용해 설탕이 들어 있는 과자를 먹은 사람의 혈액을 검사해보면, 놀랍게도 '슈거 크리스털(sugar crystal)'이라는 파랗고 둥근 설탕 덩어리가 우글거린다"라고 했습니다.

또한 "소화가 되지 않은 채로 혈액 속에 흡수된 설탕은 바이러스와 유해균의 먹이가 돼 위궤양과 위암을 발생시키는 헬리코박터균을 증식시키는 원인이 되기도 하며, 혈액순환을 방해해 만성 피로, 어깨결림, 편두통, 전신의 권태감 같은 다양한 증상을 일으킨다"라고 말했습니다.

◉ 혈당 수치의 급격한 상승과 하강

『질병에 걸리지 않는 생활 사전(病気にならない暮し事典)』(2016년 출판)의 저자 '혼마 신지로'는 "음식물 중에서 건강에 가장 많은 악영향을 미치는 물질은 설탕이며, 놀랄 정도로 많은 질병과 관련돼 있다"라고 하면서 "설탕은 혈당 수치의 급격한 상승과 하강, 비타민과 미네랄 부족 초래, 인체를 냉하고 감염증에 잘 걸리는 체질로 만듦"으로 간단명료하게 정리했습니다.

설탕도 '단순 탄수화물'이므로 섭취하자마자 입과 위장 점막에서 곧장 흡수돼 혈액 속으로 흡수되면 혈당 수치가 급격하게 상승합니다. 혈당 수치가 순식간에 껑충 뛰면, 췌장은 혈당 조절을 위해 인슐린을 분비하게 되는데, 필요 이상으로 인슐린이 분비되면 혈당 수치가 급격하게 하락해 저혈당 상태가 됩니다.

이러한 널뛰기 상태가 장기간에 걸쳐 지속적으로 반복되면, 과로한 췌장은 결국 인슐린을 분비할 수 없게 됩니다. 그렇게 되면 저(低)

인슐린성 당뇨병을 초래합니다. 이처럼 설탕의 과다 섭취는 미네랄 부족을 초래할 뿐만 아니라 혈당 수치의 급격한 상승과 하강을 일으 킨다는 점에서 건강에 많은 악영향을 미칩니다.

미국의 한 연구 기관이 수집한 자료에는 "범죄자와 비행 청소년의 80퍼센트 이상이 설탕의 과다 섭취로 인한 저혈당증이 있다"고 밝혀 져 있습니다. 또한 1977년에 미국 의회에 보고된 '맥거번 보고서'에 는 "정신 질환자의 67퍼센트가 저혈당증과 관련이 있다"고 나와 있 습니다.

설탕과 관련된 충격적인 보고로는 1980년 미국 버지니아 주 소년 원 재소자 276명을 두 그룹으로 나눠 실시한 실험을 들 수 있습니다. A그룹에는 설탕을 듬뿍 넣은 음식을 제공하고, B그룹에는 설탕을 대폭 줄인 음식을 제공했습니다.

실험 결과, 설탕을 대폭 줄인 음식을 제공한 B그룹에서는 폭력적 인 성향이 약 절반(46퍼센트)으로 줄어들었습니다. 하지만 우연이라고 주장하는 학자들이 많아 이듬해 12곳의 소년원에서 약 8,000명을 대 상으로 한 2차 실험에서도 폭력적인 성향이 약 절반(46퍼센트)으로 줄 어들어 동일한 결과가 나왔기 때문에 재론의 여지가 없어졌습니다. 설탕이 인체에 미치는 영향을 이해하기 쉽게 정리하면 다음과 같습 니다.

• 설탕 과다 섭취 → 혈당 수치 상승 → 인슐린 과다 분비 → 혈당 수치

하강 → 공격성 호르몬 아드레날린 · 노르아드레날린 과잉 분비 → 공격적 · 분노 · 초조 → 엇나감 · 왕따 · 학교폭력, 가정 폭력 → 자살

- 설탕 과다 섭취 → 비타민과 미네랄 부족 초래 → 불안 · 공포 · 우울증 → 사회생활 거부 → 외부와의 차단과 고립 → 무기력함 → 자살

◎ 기미와 주름의 원인, 활성산소가 발생함

어린이를 비롯한 대부분 사람은 설탕이 들어 있는 달콤한 과자, 케이크, 빵, 탄산음료 등을 좋아합니다. 이러한 식품을 과다 섭취하면 다양한 문제가 발생하는데, 특히 이유를 알 수 없는 허리통증과 끊임없는 두통에 시달리기도 합니다.

설탕은 제조 과정에서 열에 의해 포도당과 과당이 단단하게 결합해 효소나 위산으로는 좀처럼 분리되지 않습니다. 장에서 분리하는 데도 많은 시간이 걸리기 때문에 탄수화물 분해 효소인 '말타아제'와 '아밀라아제'가 대량으로 소비되며, 때로는 분리되지 않은 채 흡수되는 소화불량 물질입니다.

그뿐만 아니라 위장, 소장, 대장에서도 유해균의 먹이가 됩니다. 위장에서 증식하는 유해균의 대표적인 예로는 헬리코박터균을 들 수 있습니다. 원래 유해균은 위산으로 인해 소수만이 존재하는데, 과다 섭취한 설탕이 좋은 먹이가 돼 순식간에 수천에서 수만 단위로 증식함으로써 위염과 위궤양을 일으키는 원인이 됩니다.

위장에서만 문제를 일으키는 것은 아닙니다. 소화되지 않은 채 소장과 대장으로 이동한 설탕은 유해균의 세력을 확장하고, 유익균은 줄어들게 합니다. 인체의 장에 유해균이 증식하면, 백혈구는 인체를 보호하기 위해 유해균과 한바탕 전쟁을 치릅니다.

하지만 백혈구와 유해균과의 전쟁에서는 문제가 발생합니다. 자신의 임무를 마친 백혈구의 사체와 죽임을 당한 유해균의 사체에서는 인체에 매우 유독한 활성산소가 생성됩니다. 노화 촉진 역할을 하는 활성산소가 대량으로 생성되면 인체의 장기는 손상을 입고, 이는 다양한 질병으로 이어집니다.

여성들이 가장 싫어하는 기미와 잔주름도 대부분 설탕의 과다 섭취로 인해 발생한 활성산소가 원인이 되고 있습니다. 활성산소가 피부에 나타나면 '리포푸스틴'이라는 물질로 바뀌고, 이것이 피부를 갈색으로 변화시켜 '기미'가 됩니다. 그리고 활성산소에 의해 피부 세포가 파괴돼 생기는 것이 '주름'입니다. 여성들의 미용에 이보다 더 해가 되는 식품은 없다고 생각합니다.

생각보다 심각한 '정크푸드'의 중독성

독자 여러분은 '정크푸드(Junk Food, 쓰레기 음식)'라는 말을 자주 들어봤을 겁니다. '정크푸드'는 고칼로리에 비타민과 미네랄 및 식이섬유가 매우 적은 인스턴트 음식이나 패스트푸드를 가리키는 말입니다. 예를 들면, 햄버거, 도넛, 핫도그, 컵라면, 스낵 과자, 청량음료 등이 있습니다.

미국의 플로리다 의료연구센터 '스크립스연구소'의 연구원 '폴 제이 케니'는 이러한 정크푸드가 신체에 어떤 영향을 미치는지를 조사했습니다. 쥐에게 고칼로리의 정크푸드를 무제한으로 제공했더니 체중이 증가하는 것은 물론, 줄곧 먹기만 했습니다. 심지어 전기 충격을 줬는데도 계속 먹기만 했다고 합니다. 연구원들은 실험용 쥐를 세 그룹으로 나눠 실험했습니다.

- A그룹의 쥐들에게는 보통의 사료를 제공
- B그룹의 쥐들에게는 고칼로리·고지방의 정크푸드를 제공
- C그룹의 쥐들에게는 정크푸드를 하루 23시간 동안 계속 제공

실험 결과 B그룹과 C그룹의 쥐들에게 비만은 당연한 것이었지만, C그룹에는 뇌의 쾌락 중추가 마비돼 마약 중독자처럼 정크푸드를 탐하는 심각한 증상이 나타났습니다.

또한 이들에게는 식사 도중 전기 충격을 주는 실험도 했습니다. 그 결과 A그룹과 B그룹의 쥐들은 전기 충격으로 인한 공포감으로 인해 먹는 것을 중단했지만, C그룹의 쥐들은 전기 충격에도 아랑곳하지 않고 지속적으로 음식을 먹기만 했습니다.

더욱 흥미로운 점은 40일 후 C그룹의 쥐들에게 영양 균형이 갖춰진 음식을 제공했는데도 전혀 흥미를 느끼지 않았다는 것입니다. 이 연구 결과를 통해 설탕이 대량으로 사용된 정크푸드도 마약처럼 중독성이 있다는 사실이 밝혀졌습니다.

방사성 물질도 해독시키는 '현미'

대부분의 영양소가 제거돼 버린 백미에 비해 정제하지 않은 현미에는 필수 영양소인 각종 비타민과 미네랄이 풍부하게 존재합니다. 먼저 현미와 백미의 영양가 비교표를 참조하면 '현미는 영양의 다이아몬드'라는 점을 이해할 수 있습니다.

일본의 '일본식양회(日本食養會)' 회장이자 '츠가치료원(都賀治療院)' 원장인 '후지시로 히로시'는 그의 저서 『40세가 지나면 하루에 두 끼 드세요(40歲を過ぎたら「1日2食」にしなさい)』(2015년 출판)에서 현미와 백미의 영양가를 비교했습니다.

백미를 기준으로 한 영양가 대조표에 따르면, 현미에 존재하는 '비타민류'는 1.5~4.8배, '미네랄'은 1.4~12배, 변비 개선에 뛰어난 역할을 하는 '식이섬유'는 8배나 높아 백미에 비해 뛰어난 식품임을 알 수 있습니다.

항목	현미밥	백미밥	백미 기준 현미의 영양가 배율
식이섬유(그램)	5.3	0.6	8.8배
단백질(그램)	5.1	3.9	1.3배
지방(그램)	2.0	0.8	2.5배
탄수화물(그램)	47.1	47.6	1.0배
비타민B$_1$(밀리그램)	0.24	0.05	4.8배
비타민B$_2$(밀리그램)	0.03	0.02	1.5배
비타민E(밀리그램)	1.11	0.3	3.7배
칼슘(밀리그램)	6	3	2.0배
인(밀리그램)	194	45	4.3배
철분(밀리그램)	0.8	0.2	4.0배
칼륨(밀리그램)	164	41	4.0배
마그네슘(밀리그램)	72	6	12.0배
아연(밀리그램)	1,134	810	1.4배

현미는 충분히 소화·흡수할 수 있는 사람에게는 분명히 영양가가 뛰어난 쌀임은 틀림없지만, 현미로만 지은 밥의 단점은 사람에 따라서는 소화가 잘되지 않는 경우가 있다는 것입니다. 소화가 제대로 되지 않으면 방귀, 트림, 속쓰림, 설사와 같은 증상이 나타납니다. 또 현미로만 밥을 지으면 오로지 씹는 데만 신경을 써야 하므로 식탁에서의 즐거운 대화는 사라집니다.

아무리 훌륭한 현미밥이라도 오래 씹는 것이 번거롭거나 소화 불량의 징조가 나타나는 사람은 어린 유아부터 노인에 이르기까지 누구나 먹을 수 있는 5분도미[5]에 콩과 잡곡을 혼합하거나 발아현미를 먹는 것이 효과적입니다.

발아현미는 현미보다 외피가 부드러워 소화가 잘됩니다. 또한 발아현미에는 쌀 알레르기의 원인 물질이 되는 단백질이 상당히 적으므로 쌀 알레르기가 있는 사람은 한 번 시도해볼 만합니다.

특히 현미를 생수에 24시간 이상 불리면, 싹이 틈과 동시에 새로운 영양소가 추가돼 더욱 맛있는 밥이 됩니다. 그뿐만 아니라 중성 지방 억제 역할 및 정신을 안정시키는 작용이 있는 '감마 아미노낙산'이라는 아미노산 물질이 증가해 영양가가 뛰어난 쌀로 변신합니다.

○ 뛰어난 노폐물 배출 능력

현미에는 피틴산(Phytic acid)과 헤미셀룰로오스(Hemicellulose) 외에도 다양한 항산화 물질이 함유돼 있어 인체에 악영향을 미치는 농약을 비롯한 화학 물질과 중금속, 심지어 방사성 물질과 같은 각종 노폐물을 제거해주는 탁월한 효능이 있습니다.

1945년 8월 9일 일본 나가사키에 원자폭탄이 투하됐을 때, 폭발 중심지로부터 불과 1.4킬로미터 정도밖에 떨어지지 않은 장소에 프란시스코 병원이 있었습니다. 당시 이 병원의 내과 과장 '아키즈키 다츠이치로(1916~2005년)' 박사는 입원 환자를 비롯한 모든 의료진과

---

5) 현미와 백미의 중간 정도에 해당하는 쌀

건강 서적 100권, 한번에 읽기

직원에게 현미밥과 된장국 위주의 식사를 하도록 지도했습니다. 그 결과, 다른 병원과 달리 방사성 물질로 사망한 사람이 단 한 사람도 발생하지 않았습니다. 그의 경험담은 1981년에 영어로 번역돼 전 세계적인 베스트셀러가 됐습니다.

또 하나의 사례로, 약사 '도죠 유리코'의 『약초의 자연요법(藥草の自然療法)』(1998년 출판)에는 나가사키보다 3일 앞선 8월 6일에 히로시마에 원자폭탄이 투하된 지점으로부터 2킬로미터밖에 떨어지지 않은 곳에서 피폭된 '다카키' 여사의 경험담이 수록돼 있습니다. 그분은 '나도 이제 죽는구나' 하고 생각하고 있었는데, 다행히도 자연식(自然食)의 중요성을 알리는 '미도리노 카이(みどりの会)'라는 단체의 도움으로 철저히 현미식을 한 결과, 방사성 물질에 의한 피해를 치유할 수 있었습니다. 그 경험을 통해 자연식의 중요성을 인식한 다카키 여사는 히로시마에서 자연식 식품점을 경영한다고 합니다.

● 현미밥으로 학교 분위기가 바뀌다

일본 나가노현(長野県) 사나다(真田)의 공립 초·중학교는 점심 급식을 빵과 밀가루 음식 위주의 식단에서 현미밥 위주로 바꿨습니다. 부식은 건더기가 많은 된장국에 멸치와 등푸른생선 및 식이섬유가 풍부한 채소 위주로 반찬을 제공했습니다.

7개월 정도 지나자 학교 폭력, 흡연, 등교 거부로 골머리를 앓고 있던 학교 분위기가 바뀌기 시작했습니다. 2년이 지나자 비행 청소년은

제로가 됐으며, 등교 거부 학생은 10분의 1로 줄었습니다. 게다가 중증의 아토피와 고지혈증을 가진 학생들도 현저히 줄었습니다.

또 하나의 사례로, 치바현(千葉県) 소사시(匝瑳市)에는 노사카(野栄)라는 중학교가 있습니다. 이 학교도 역시 황폐된 학교 분위기로 인해 교사들이 골머리를 앓고 있었는데, 새로 부임한 '히라야마' 교장이 엉망이 된 학교 분위기를 바꿔보고자 일본 츠가치료원(津賀治療院)의 '후지시로 히로시' 원장과 상담해 나가노현 사나다 지역의 학교들처럼 점심 급식에 현미밥과 채소 위주의 식단을 도입했습니다. 영양이 풍부한 식사를 하게 되자, 학생들은 자연스럽게 인스턴트 식품을 좋아하지 않게 됐고, 교사들의 골머리를 앓게 했던 문제들이 하나둘씩 줄기 시작했습니다.

이와 같은 사례를 종합해보면, 학생들이 섭취하는 음식이 그들의 정신 활동에 얼마나 많은 영향을 미치는지 알 수 있습니다. 자연에 가까운 방법으로 식생활을 하면 우리의 신체가 건강해지고, 자연과 거리가 먼 방법으로 생산된 가공 식품 위주의 식생활을 하면 신체에 다양한 문제점이 발생한다는 것을 알 수 있습니다.

03

지방(기름)의
불편한 진실과 대응책

3대 영양소 중 하나인 '지방(脂肪)'을 전문 용어로는 '지질(脂質)'이라고 하지만, 저는 이해하기 쉽게 '기름' 또는 '지방'으로도 표현하겠습니다.

사람들은 기름기가 많은 음식을 왜 '맛있다'고 느끼는 것일까요? 탄수화물이나 단백질은 1그램에 4킬로칼로리의 에너지를 생산하는 데 비해, 기름은 불과 1그램으로 9킬로칼로리의 에너지를 생산할 수 있는 매우 효율적인 에너지원으로, 인체에 꼭 필요한 영양소이기 때문입니다.

탄수화물에는 반드시 섭취해야 하는 복합 탄수화물과 다량 섭취하면 안 되는 단순 탄수화물이 있는데, 기름에도 섭취해야 할 좋은 기름과 섭취하면 안 되는 나쁜 기름이 있습니다. 그러므로 자연 건강법을 실천하고자 하는 경우에는 기름 선택이 대단히 중요합니다.

혈액을 끈적끈적하게 만드는 동물성 기름

정육점 진열장 안의 소고기를 자세히 들여다보면, 부위에 따라 붉은색 바탕에 흰색 기름이 군데군데 굳어져 있어, 마치 빨간색 카펫 위에 하얀 진주알을 박아 놓은 것처럼 아름답게 보이기도 합니다. 또한 돼지 삼겹살에도 붉은색 살코기와 흰색 기름이 색동저고리의 무늬처럼 질서정연하게 배열돼 있어 군침이 돌게 합니다.

우유로 만든 버터가 상온에서 고체 상태가 되는 것처럼 소나 돼지의 기름도 상온에서는 고체 상태가 됩니다. 하지만 식물성 기름과 생선기름은 상온에서는 액체 상태입니다. 자연 건강법을 실천하고자 하는 사람이라면 바로 이 점에 주목해야 합니다.

소나 돼지의 기름이 상온에서 고체 상태가 된다는 것은 그것이 열에 의해 녹는 온도가 높다는 것을 의미합니다. 즉, 동물성 기름은 동물들의 체온보다 낮은 온도의 환경에서는 쉽게 굳는 성질이 있습니다.

육상 동물들의 체온은 사람보다 높아 소·돼지·개의 체온은 대개 섭씨 39도, 양은 40도, 닭은 41도입니다. 이러한 동물들은 체온이 대개 39도 이상이므로 육상 동물의 기름이 그들의 혈관 속에서는 굳어지지 않아 아무런 지장이 없지만, 그들보다 체온이 낮은 사람의 몸에 들어오면 문제가 발생한다는 것은 불 보듯 뻔한 사실입니다.

건강한 사람의 평균 체온은 36.5도이지만, 그보다 낮은 체온의 사람도 제법 많습니다. 따라서 사람보다 체온이 높은 육상 동물의 기름은 그들보다 체온이 낮은 사람의 혈관에서 잘 녹지 않고 굳게 돼, 자연히 혈관이나 모세혈관에 쌓여 혈관 계통의 질병을 일으킵니다.

육류를 많이 섭취한 사람의 혈액을 전자현미경으로 관찰해보면, 적혈구가 끈적끈적하게 서로 달라붙어 있다고 합니다. 사람이 섭취한 동물성 기름이 혈액의 점도를 높여 끈적거리는 것입니다. 혈액의 점도가 증가함에 따라 끈적끈적하게 서로 달라붙어 있는 적혈구가 모세혈관을 제대로 통과하지 못하기 때문에 자연히 혈액순환을 악화시켜 손발이 차가워질 수밖에 없습니다.

이처럼 적혈구 활동이 둔화된다는 것은 100조 개나 되는 인체의 세포에 공급되는 산소 공급량이 줄어든다는 것을 의미합니다. 어떤 학자의 발표에 따르면, 동물성 기름을 많이 섭취한 지 몇 시간 후에는 세포 전체 산소 공급량이 20~30퍼센트나 감소된다고 합니다.

산소 공급량이 줄어들면, 세포 속의 '미토콘드리아'라는 발전소에서의 연소 효율이 저하되고, 에너지 발전량도 줄어듭니다. 따라서 산소와 영양소가 제대로 공급되지 않으면 각 세포는 영양 부족으로 인해 기능이 약화되며, 결국 질병으로 이어집니다. 그러므로 동물성 단백질을 한두 점 먹는 것은 괜찮지만, 과다 섭취해서는 안 된다는 것을 알 수 있습니다.

치매와 암 발생률을 높이는 식용유

가정에서 사용하는 식용유는 주로 식물성 기름이므로 대부분의 주부는 '식물성 식용유는 몸에 좋은 것'으로 받아들이고 있습니다. 우리가 식용유를 좋은 것인지 나쁜 것인지를 판단하려면 제조 과정을 살펴보는 것이 현명하다고 생각합니다.

식물성 기름의 제조 과정을 자세히 언급한 Nutrition Therapy Institute의 교과서인 『FAST FOOD』와 뇌 과학 전문가 '야마시마 데츠모리' 박사의 저서 『그 식용유가 당신을 죽인다(そのサラダ油があなたを殺す)』(2016년 출판)의 일부 내용을 정리하면 다음과 같습니다.

"식용유 생산 공장에서는 콩(대두), 옥수수배아, 홍화씨, 포도씨, 해바라기씨 등을 기계로 압착해 기름 성분을 추출하고 있는데, 제조 과정에서 '헥세인(haxane)[6]'이라는 화학 약품을 사용해 원재료에 함유된 기름 성분을 무리하게 녹여낸다.

그다음 화학 약품인 헥세인으로 녹여낸 식물성 기름은 색깔이 희뿌옇기 때문에 이를 투명한 색깔로 바꾸기 위해 또다시 화학 약품을

---

6) 석유 제품의 일종으로, 자동차 브레이크와 부품의 클리너로도 팔리고 있는 화학 약품

건강 서적 100권, 한번에 읽기

사용해 정제한다. 그리고 화학 약품 냄새가 나는 기름을 깨끗한 기름으로 정제하기 위해 여러 차례 고온 처리를 해 냄새를 없앤다. 식용유를 여러 차례 정제하는 과정에서 고온 처리를 하므로 제품화 단계에서는 많든 적든 독성 물질인 '하이드록시 노네날(Hydroxy nonenal)'이 발생한다. 볶음 음식과 튀김 요리 등의 조리 과정에서 또다시 열을 가하면 그 독소는 계속 증가한다."

이러한 이유로 '야마시마 데츠모리' 박사는 고온으로 정제한 식용유를 가리켜 "뇌세포를 죽음으로 몰아넣는 암살자 하이드록시 노네날"이라고 표현했습니다. 식용유 생산 과정과 과다 섭취한 결과를 이해하기 쉽게 정리하면 다음과 같습니다.

- 리놀산(오메가6 계열의 식용유) 가열로 인해 '하이드록시 노네날'이 발생
- 고온의 조리 과정에서 추가로 발생한 '하이드록시 노네날'을 음식을 통해 섭취
- 음식을 통해 섭취한 '하이드록시 노네날'이 뇌세포를 죽게 함
- 뇌세포가 사멸되므로 뇌의 해마(海馬) 자체가 위축됨
- 해마가 기능을 상실하면 기억장애와 인지장애가 진행됨
- 결국 뇌가 수축되므로 알츠하이머병(치매의 일종)이 발생함
- 암 발생률을 높임

미국의 폴링 의학연구소에서 행한 실험에 따르면, 유전적으로 암에

잘 걸리는 쥐 500마리를 100마리씩 다섯 그룹으로 나눈 후, 제각기 다른 지방(기름)을 제공해 암 발생률을 조사했습니다. 실험 결과 오메가6 계열의 홍화씨기름에서는 66마리, 옥수수기름에서는 60마리, 포화지방산 계열의 돼지기름에서는 32마리에 암이 발생했습니다. 그에 비해 오메가3 계열의 생선기름에서는 6마리, 아마인유(亞麻仁油)[7] 에서는 겨우 2마리에만 암이 발생했습니다.

위의 사실은 결코 쥐에게만 해당하는 것이 아니라 사람에게도 해당한다는 점을 시사해주고 있습니다. 즉, 사람이 섭취하는 기름에는 건강에 좋은 기름과 나쁜 기름이 있다는 점을 밝히고 있는 것입니다.

절대로 섭취하면 안 되는 기름, 트랜스지방

모두가 '나쁜 기름'이라고 하면서 기피하는 '트랜스지방'이란 무엇이며, 어떤 식품에 많이 들어 있을까요?

천연 식물성 식품에 함유된 기름(불포화지방산)은 씨앗에서 추출해 공기에 노출되는 순간부터 산화되기 시작하기 때문에 장기간 보관이 어려워 유통 과정에 많은 문제점이 발생합니다. 이러한 문제를 해결하기 위해 오메가6 계열의 불포화지방산에 인공적으로 수소를 첨가

---

7) 우리나라의 '들기름'과 동일한 오메가3 계열의 기름

해 산화되지 않도록 구조를 변경합니다.

예를 들면, 쥐가 쉽게 구멍을 뚫고 출입할 수 있는 흙으로 된 창고 벽을, 쥐가 얼씬도 하지 못하도록 시멘트로 두껍게 발라 버린 것과 같습니다. 그렇게 되면 창고 안의 물건들은 쥐들의 먹이가 되지도 않으며, 장기간 보관도 가능합니다. 이처럼 구조 변경된 기름을 '트랜스지방'이라고 하는데, 유통 기한도 길고, 값도 싸서 식품업자에게는 매력적인 기름이 돼 버렸습니다. 현재 시중에서 판매되는 '마가린'과 '쇼트닝'이 그 대표적인 예입니다.

트랜스지방은 마가린만이 아니라 고온으로 처리돼 생산된 식용유를 사용한 마요네즈와 드레싱에도 함유돼 있을 가능성이 높다고 합니다. 그리고 과자 포장지에 '식물성 유지' 또는 '식물성 지방'으로 모호하게 표기된 식품에도 함유돼 있을 가능성이 높으므로 주의해야 합니다.

트랜스지방은 그 구조가 플라스틱과 같기 때문에 다른 말로는 '플라스틱 기름'이라고 합니다. 트랜스지방에 튀긴 감자칩이나 감자튀김은 어두운 장소에 몇 년이고 방치해도 곰팡이가 생기지 않으며, 바퀴벌레도 먹지 않고, 변질되지도 않는 플라스틱 음식입니다.

2003년 세계보건기구와 유엔(UN) 소속 '식량농업기구'의 보고서에 따르면, "트랜스지방은 동물성 지방 이상으로 콜레스테롤 수치를 상승시키는 물질이므로 심장질환(관상동맥 막힘, 협심증, 심근경색)의 발생, 인지기능 저하와 깊은 관련이 있다"라고 했습니다. 따라서 섭취하는 에너지의 1퍼센트 미만으로 할 것을 권고하고 있지만, "티끌 모아 태산이 된다"는 속담처럼 조금씩 섭취한 양이 언젠가는 태산처럼 쌓여 인체 내에서 여러 가지 문제를 일으킵니다.

트랜스지방은 인체 내에서 활용할 수 없는 기름이므로 세포막을 딱딱하게 만들어 지용성 비타민(A, D, E, K)의 역할도 방해합니다. 또 나쁜 콜레스테롤(LDL)을 증가시키고 유익한 콜레스테롤(HDL)을 감소시킴으로써 직접적으로 심장질환의 위험도를 높이기도 합니다. 게다가 인체에 축적되기 쉬워 단기간에 비만으로 이어집니다.

미국에서 43~69세의 여성들을 대상으로 한 역학조사에서는 트랜스지방 섭취량이 많을수록 몸속의 염증이 발생할 수치가 높다는 점을 밝혀냈습니다. 그 조사에 참여한 학자들은 동맥경화의 원인이 되는 동맥의 내피세포에서 염증을 일으킬 가능성이 있다는 점을 지적했습니다. 그리고 아토피와 같은 알레르기에 미치는 악영향을 지적하는 목소리도 높아지고 있으며, 여성들의 불임증 위험성도 커질 가능성이 있다고 합니다.

이처럼 '트랜스지방에는 부정적인 면이 너무 많다'는 것을 알게 된 독일을 비롯한 몇몇 나라에서는 이미 오래전부터 트랜스지방을 포함한 마가린 제조를 금지했고, 2016년 미국에서는 "2018년부터 트랜스지방 생산을 전면 금지한다"라고 발표했습니다.

동맥경화의 원인이 되는 플라크 생성

우리가 입으로 섭취한 기름은 주로 소장에서 소화·흡수됩니다. 그러나 기름이 적절하게 소화·흡수되지 않으면 단백질과 마찬가지로 장에서 부패됩니다. 그렇게 되면 장 속 세균은 콜레스테롤을 먹이로 해 질병의 원인 물질이 되는 과잉의 호르몬을 분비합니다. 또한 기름은 소화가 잘되지 않으면 산패되기 쉽습니다. 그렇게 되면 몸속에서 독성 물질로 변질돼 활성산소를 대량으로 만들어 내도록 해 노화를 촉진하는 역할을 합니다.

더구나 기름은 소화가 잘되지 않으면, 동맥 혈관에 '플라크'가 형성됩니다. 여기서 말하는 플라크는 '죽과 같은 물질'로, 오래된 수도관에 많은 녹이 슬어 붙어 있듯이 동맥 혈관에도 이와 같은 현상이 발생합니다.

동맥에 플라크가 형성되면 다음 단계는 동맥경화가 발생하고, 그다음에는 혈액순환이 원활하게 진행되지 않게 됩니다. 결국 이는 협심증, 심근경색, 뇌경색, 폐색성동맥경화, 심지어 뇌출혈 등을 일으켜 우리의 생명을 순식간에 앗아가거나 중풍의 원인이 되기도 합니다.

저의 친구 중에는 태국에서 오랫동안 생활하다 귀국한 사람이 있습니다. 그의 말에 따르면, 태국에는 젊은 나이에 중풍으로 반신불수가 된 사람이 의외로 많다고 합니다. 그 이유인즉, 무더운 날씨로 인해 부패되기 쉬운 대부분의 음식을 기름에 튀겨 먹는 습관 때문이라고 하는데, 심지어 과일까지 기름에 튀겨 먹는다고 합니다. 기름의 선택이 얼마나 중요한지를 잘 나타내는 좋은 사례라고 할 수 있습니다.

기름의 주요 성분, 지방산의 이해

기름은 인체의 건강과 밀접한 관련이 있는 영양소이며, 어떤 기름을 선택해 섭취하느냐에 따라 우리의 건강이 크게 좌우됩니다. 기름의 종류에는 반드시 섭취해야 할 '좋은 기름'과 섭취하면 안 되는 '나쁜 기름'이 있습니다.

건강에 신경을 많이 쓰는 사람 중 일부는 '기름은 몸에 나쁘다'라는 이유로 기피하는 경향이 있는데, 기름 중에서도 우리 몸에 좋은 기름과 나쁜 기름을 판단하려면, 기름의 주요 성분인 '지방산(脂肪酸)'을 이해해야 할 필요가 있습니다.

기름은 지방산 종류에 따라 분류되는데, 상온에서 굳어지지 않는 식물성 기름과 생선기름인 어유(魚油)는 '불포화지방산(不飽和脂肪酸)', 상온에서 쉽게 굳는 동물성 기름은 '포화지방산(飽和脂肪酸)'이라고 합니다.

◉ 포화지방산

포화지방산은 상온에서 쉽게 굳는 기름으로, 주로 동물성 식품에 많이 존재하는데, 식물성 기름인 팜유와 코코넛기름에도 많이 함유돼 있습니다. 사람과 초식동물은 필요에 따라 몸속에서 합성하므로 굳이 섭취할 필요는 없습니다. 상온에서는 굳어지기 쉽고 산화가 잘되지 않기 때문에 장기간 보존하기 좋아 가열 요리에 적합한 기름으로 인기가 높습니다. '포화지방산'은 식물성 식품만 섭취해도 신체 내에서 필요에 따라 합성이 가능하며, 가장 좋은 예로는, 초식동물인 코끼리와 하마를 들 수 있습니다. 그들은 풀만 뜯어 먹고 사는 데도 두꺼운 피부는 지방으로 돼 있습니다.

◉ 불포화지방산

불포화지방산은 상온에서 굳어지지 않는 기름으로, 주로 식물성 식품에 많이 존재하는데, 크게 세 가지로 분류됩니다.

- 오메가3 계열의 기름은 주로 들기름, 차조기기름, 아마인기름 등에 많이 존재하는데, 사람과 초식동물은 이 기름을 몸속에서 합성할 수 없습니다. 따라서 반드시 식품을 통해서만 섭취해야 하므로 '필수 지방산'이라고 합니다.

- 오메가6 계열의 기름은 주로 참기름, 콩기름, 옥수수기름,

홍화씨기름, 면화유, 포도씨기름, 호두기름 등에 많이 존재하는데, 사람과 초식동물은 이 기름을 몸속에서 합성할 수 없습니다. 따라서 반드시 식품을 통해서만 섭취해야 하기 때문에 '필수 지방산'이라고 합니다.

■ 오메가9 계열의 기름은 주로 올리브기름에 가장 많이 존재하는데, 사람과 초식동물은 이 기름을 별도로 섭취하지 않아도 필요에 따라 몸속에서 합성하므로 굳이 섭취하지 않아도 됩니다.

우리가 꼭 기억해둬야 할 점은 어떤 기름에나 포화지방산과 불포화지방산(오메가3, 오메가6, 오메가9)이 골고루 함유돼 있는데, 어떤 성분이 가장 많이 존재하느냐에 따라 그 분류 방법이 달라진다는 것입니다.

예를 들어, 포화지방산에 속하는 우지(牛脂, 소기름)에는 포화지방산이 50퍼센트, 오메가9 계열의 기름이 42퍼센트, 오메가3 계열의 기름이 8퍼센트 존재합니다. 이 중에서 포화지방산이 50퍼센트로 가장 많이 존재하므로 포화지방산으로 분류됩니다.

불포화지방산에 속하는 '콩기름'에는 오메가3 계열의 기름이 6.6퍼센트, 오메가6 계열의 기름이 53.5퍼센트, 오메가9 계열의 기름이 23.5퍼센트, 포화지방산은 14.9퍼센트 함유돼 있습니다. 이 중에서 오메가6 계열의 기름이 53.5퍼센트로 가장 많이 함유돼 있기 때문에 오메가6 계열의 기름으로 분류합니다.

그리고 '들기름'에는 오메가3 계열의 기름이 60퍼센트 정도 함유돼 있고, 나머지 40퍼센트에는 오메가6 계열의 기름이 12퍼센트, 오메가9 계열의 기름이 16퍼센트, 포화지방산이 12퍼센트 함유돼 있습니다. 이 중에서 오메가3 계열의 기름이 60퍼센트로 가장 많이 함유돼 있기 때문에 오메가3 계열의 기름으로 분류합니다.

건강에 좋은 기름과 나쁜 기름은?

우리가 슈퍼마켓에서 식품을 살 때마다 '이 식품에는 기름 무엇 무엇이 몇 퍼센트씩 함유돼 있으니까, 이걸로 사야지!' 하면서 구입할 수는 없습니다. 그보다는 식품 속에 어떤 기름이 가장 많이 함유돼 있는지만 기억해두면, 건강에 좋은 식품을 선택해 섭취할 수 있습니다.

여러 가지 기름 중에서 우리가 특히 주목해야 할 기름은 필수 지방산인 오메가3 계열의 기름과 오메가6 계열의 기름이 인체 내에서 작용하는 역할에 주목해야 하는데, 이 두 가지 기름은 정반대의 역할을 합니다.

오메가3 계열의 기름은 인체 내에서 자동차의 '브레이크'와 같은 역할, 오메가6 계열의 기름은 '액셀러레이터'와 같은 역할을 하는데,

다음의 도표를 보면 쉽게 이해할 수 있습니다.

오메가3 계열 기름의 특성	오메가6 계열 기름의 특성
혈관을 유연하게 해 혈압을 낮춘다.	혈관을 딱딱하게 해 혈압을 높인다.
혈전이 생기지 않게 한다.	혈액이 굳어지게 한다.
염증과 통증을 진정시킨다.	염증과 통증을 악화시킨다(과다 섭취의 경우).
알레르기 증상을 억제한다.	알레르기 증상을 촉진시킨다.
당뇨병 개선에 좋다.	인슐린 역할을 억제해 소아 비만이 된다.
눈의 망막에 좋은 영향을 미친다.	눈의 망막에 나쁜 영향을 미친다.
여성의 생리통을 완화시켜준다.	여성의 생리통이 심해진다.
기억력 향상으로 학습효과가 나타난다.	건망증과 치매로 발전할 가능성이 있다.
성격이 차분해지고, 우울증 개선에 도움이 된다.	초조감으로 인해 집중력이 떨어진다.
골다공증 예방에 도움이 된다.	골다공증이 심해질 수 있다.

오메가3와 오메가6의 이상적인 섭취 균형은 영양 학자에 따라 대부분 1:4~1:1로 권하고 있지만, 저는 자연 건강법을 실천하고자 하는 분들에게는 가능하면 1:1로 섭취할 것을 권하고 있습니다. 1:1로 섭취할 경우에는 우울증 개선, 골다공증 예방, 통합실조증, 설사, 변비 개선에도 좋은 효과가 있다는 보고가 있습니다.

하지만 오늘날의 현실은 오메가6의 과다 섭취로 인해 대부분 1:10, 또는 심지어 1:40~50이라는 비율의 지나친 불균형을 보이는 경우가 많습니다. 이러한 불균형 현상은 건강에 심각한 영향을 미쳐 암과 심장질환 및 각종 통증을 비롯해 인간의 존엄성을 상실하는 수준의 치매 유발까지 영향을 미치고 있습니다.

오메가3 계열의 기름이 심장에 어떤 영향을 미치는지에 대한 좋은 사례로는 프랑스 국립건강연구소가 실시한 실험 결과를 예로 들 수 있습니다. 심근경색을 일으킨 후 구사일생으로 살아난 사람들 6,000명을 두 그룹으로 나눠 서로 다른 음식을 제공하는 실험이었습니다.

A그룹은 미국심장협회의 가이드라인에 따라 '일반적인 저지방 식사'를 하도록 지도하고, B그룹은 오메가6 계열의 기름을 줄이고 오메가3 계열의 '아마인기름'과 오메가9 계열의 '올리브기름'을 사용한 식사를 하도록 해, 어느 쪽이 심근경색에 좋은 영향을 미치는지 비교했습니다.

2년이 지난 시점에서 B그룹의 심근경색 재발 위험도는 72퍼센트나 줄어들었습니다. 이것은 의약품을 사용할 때보다도 훨씬 좋은 수치였다고 합니다. 이 조사는 5년간 추적 조사를 할 예정이었지만, 2년 만에 중단하고 말았습니다. B그룹에서 좋은 결과가 나온 이유도 있지만, A그룹에는 윤리적으로 좋지 않다고 판단했기 때문입니다.

건강에 매우 유익한 오메가3가 많이 함유된 식품에는 '들기름, 차조기기름, 아마인기름'이 있으며, 등푸른생선에도 많이 존재합니다. 우리나라에서는 쉽게 구할 수 있는 들기름, 가능하면 생들기름[8]을

---

8) 생들기름은 일본으로도 많이 수출되고 있으므로 믿을 수 있는 브랜드의 제품을 구입하는 것이 좋습니다.

구입해 매일 식사 때마다 한 스푼씩 먹거나 음식을 조리할 때마다 사용해도 좋습니다.

들기름은 공기와 접촉하면 산패되기 쉬우므로 뚜껑을 개봉한 날짜를 기록해뒀다가 1개월 이내에 모두 소진하는 것이 좋습니다. 개봉한 지 오랜 기간이 지난 들기름은 소위 '쩐내'라는 냄새가 나는데, 이것을 섭취하는 것은 활성산소 덩어리를 섭취하는 것과 같으므로 매우 위험한 행위입니다.

그리고 횟집에서 등푸른생선을 회로 먹을 경우, 가능하면 자연산 물고기를 선택하는 것이 좋습니다. 자연산 물고기에는 오메가3가 다량 함유돼 있어 건강에도 좋으며, 식감과 향이 좋습니다. 그러나 인공 사료로 양식한 물고기에는 오메가6가 다량 함유돼 있어 건강에도 좋지 않은 영향을 미치며, 맛도 느끼합니다.

요리에는 어떤 기름이 좋은가?

앞서 '치매와 암 발생률을 높이는 식용유'에서 언급한 것처럼 현재 시중에서 판매되고 있는 대부분의 식용유는 제조 과정에서 강력한 열과 화학 약품으로 처리해 생산된 것입니다.

자연 건강법을 실천하고자 할 경우, 가정에서 안심하고 사용할 수 있는 기름으로는 오메가3 계열의 '생들기름'과 오메가9 계열의 '엑스트라 버진 올리브기름'을 추천합니다. '생들기름'과 '엑스트라 버진 올리브기름'은 강력한 열과 화학 약품을 전혀 사용하지 않고 직접 열매를 압착해 짜낸 날것이기 때문에 독성 물질 '하이드록시 노네날'이 발생하지 않습니다.

산화되기 쉬운 '생들기름'은 개봉한 지 1개월 이내, 산화가 잘되지 않는 '엑스트라 버진 올리브기름'은 가능하면 2개월 이내에 소진하도록 해야 하는데, 두 가지 모두 냉암소에 보관해야 합니다. 하지만 올리브기름은 보관 장소의 온도가 섭씨 10도 이하가 되면 뿌옇게 되고, 6도 이하에서는 응고되므로 냉장고에 보관하면 안 됩니다.

그리고 가정에서 흔히 사용하는 '참기름'은 향과 맛이 좋아 거의 모든 반찬에 사용되고 있지만, 대부분 참깨를 강력한 열에 볶아 추출한 것이므로 '옥에 티'라고 할 수 있습니다. 그래서 자연 건강법에서는 다량으로 사용하는 것을 추천하지 않습니다.

자연 건강법을 실천해 100세까지 생존한 '노먼 워커' 박사는 자신의 저서 『Pure & Simple Natural Weight Control』에서 "섭씨 50도 이상의 온도로 제조한 기름을 섭취하면, 인체는 그것을 소화시키지 못한다. 따라서 소화되지 못한 기름은 인체가 활용할 수 없기 때문에 그러한 기름은 아무 쓸모가 없게 돼 버려 비만으로 이어진다"라고 했습니다. 그뿐만 아니라 "고온으로 조리한 식품 소비량이 증가함에 따라 관절통을 호소하는 사람들의 숫자도 기하급수로 증가하고 있다"라고 했습니다.

인체 내에서 연소되지 못한 기름은 우리 몸에 축적돼 비만으로 이어질 수밖에 없으며, 여러 가지 질병을 일으킨다는 것을 알 수 있습니다.

04

동물성 단백질의
불편한 진실과 대응책

신체의 구성 성분 중에서 수분을 제외하면 절반 가까이가 단백질로 구성돼 있습니다. 그래서 대부분의 사람은 '단백질'이라고 하면 동물성 단백질을 가장 먼저 떠올리며, 동물성 단백질을 섭취해야 품격이 유지되고, 우리의 건강도 좋아지는 것으로 착각하고 있습니다.

세계의 최장수촌과 최단명촌

전 세계에서 수명이 가장 길고, 모두가 건강하게 살아가는 최장수촌으로 널리 알려진 곳으로는 에콰도르의 '빌카밤바(Vilcabamba)'를 들 수 있습니다. 이곳에는 100세가 넘은 나이에도 밭에서 일하는 사람이 많기로 유명한데, 그들의 식생활을 살펴보면 의외로 단순합니다. 그들의 주식은 쌀과 옥수수 및 고구마이며, 좁쌀·수수·피 등의 잡곡을 쌀에 섞어 잡곡밥을 지어 먹는 채식주의자들입니다.

부식으로는 콩을 이틀 동안 물에 불렸다가 조리한 것이 대표적인데, 이는 매우 지혜로운 방법입니다. 콩을 이틀간 물에 불려 발아시키면, 싹이 틀 때까지 자신을 보호하려는 독성 물질이 대부분 없어지고, 새로운 영양소가 대폭 증가해 건강에 매우 유익한 콩으로 변하는데, 자연 건강법과 홀리스틱 영양학에서는 이러한 방법을 적극적으로 권하고 있습니다.

그들 대부분은 과일과 생야채를 즐겨 먹는 편이며, 동물성 단백질을 섭취하는 일은 극히 드물다고 합니다. 일본 교토대학교의 '이에모리' 교수가 이곳을 방문해 118세의 남성을 진찰한 결과, 혈압은 110/64mmHg로 비교적 낮은 편이었으며, 혈액과 관련된 모든 데이터가 정상이었다고 합니다. 그리고 118세의 나이라고는 도저히 믿어지지 않을 정도의 체력을 소유하고 있었다고 합니다.

반면, 세계에서 수명이 가장 짧은 최단명촌의 예로는 카자흐스탄의 '카자흐족'을 들 수 있습니다. 60세까지 생존하면 장수했다고 여기는 이곳 사람들은 일찍 늙어버리는 조로(早老) 현상으로 인해 30대 때부터 사망하기 시작하는데, 그들의 식생활은 과일과 채소를 멀리하는 양고기 위주의 편식입니다.

그들의 식생활에 대한 근본 개념은 '채소는 양이 먹는 음식이지, 사람이 먹는 음식이 아니다'입니다. 이러한 개념으로 인해 그들은 주로 양고기, 양젖, 양젖으로 만든 버터와 치즈, 양의 기름이 들어간 보릿가루를 구운 빵을 먹습니다.

자동차 엔진에 연료만 공급되고, 엔진 오일이 부족하거나 1개의 타이어라도 펑크 나면 제대로 굴러갈 수 없듯이 채소가 없는 그들의 식사에서는 신체 활동에 빼놓을 수 없는 필수 비타민과 미네랄 및 항산화 물질은 발견할 수 없습니다. 그리하여 면역력이 점점 떨어져, 결국 수명이 단축된 것입니다.

젊은 나이에 소화기 계통의 암, 뇌졸중, 심장병 등의 질병이 발생해 한창 일해야 할 나이에 사망한다고 하니, 국가적으로도 엄청난 손실임이 틀림없습니다. 동물성 단백질 위주의 식생활이 얼마나 위험한지를 알려주는 하나의 좋은 사례라고 할 수 있습니다.

단백질이 골다공증의 원인!?

스위스 바젤대학교의 '구스타프 폰 붕게' 교수는 "동물성 단백질을 과다 섭취하면 골다공증이 된다. 그 이유는 동물성 단백질을 과다 섭취했을 때, …(중략)… 혈액은 산성으로 기울게 된다. 혈액의 수소이온농도(pH)가 산성으로 기울면 심각한 결과를 초래하므로(자칫하면 사망을 초래함), 생체는 항상성 유지(恒常性維持, 항상 일정한 상태를 유지)를 위해 가장 강력한 알칼리성 물질인 칼슘을 뼈에서 녹여내 중화시킴으로써 위기를 모면하려고 한다. 그때 뼈에서 빠져나오는 칼슘은 흡수하는 칼슘보다 훨씬 양이 많기 때문에 골다공증으로 진행된다"라고 했습니다.

누구나 고기를 많이 먹은 다음 날 아침에는 몸 상태가 좋지 않습니다. 그리고 화장실에서 볼일을 본 후에 대변을 살펴보면, 냄새는 코를 움켜쥘 정도로 지독해 환풍기를 켜 놓아도 좀처럼 없어지지 않으며, 대량으로 빠져나온 칼슘으로 인해 색깔이 희뿌옇게 변해 있는 것을 발견하게 됩니다.

왜 이런 현상이 발생할까요? 음식을 통해 섭취한 칼슘은 자유롭게 뼈에 흡수되기도 하고 빠져나오기도 합니다. 그러나 고단백질 과다 섭취로 인해 뼈에서 녹아 나온 칼슘은 본래의 위치로 되돌아가지 않습니다. 바로 이 점이 문제가 되어 골다공증, 담석증, 신장결석, 방광결석 등으로 이어집니다.

그 이유를 구체적으로 설명하면 다음과 같습니다. 모든 고기에는 '인(燐)'이라는 미네랄이 다량 함유돼 있는데, 예를 들어 100그램의 닭가슴살에는 '칼슘' 3밀리그램, '인' 220밀리그램, 즉 칼슘과 인의 비율이 1:73의 비율로, 대단히 불균형 상태로 함유돼 있습니다.

혈액으로 흡수된 '인'은 '칼슘'과 1:1의 비율로 존재해야 제대로 기능을 발휘할 수 있는데, 부족한 칼슘은 어디에서 보충할까요? 칼슘

저장 창고인 뼈와 치아에서 끌어와 활용합니다. 따라서 고기를 지나치게 좋아하는 사람은 자연히 골다공증으로 인한 골절과 손상된 치아로 인해 큰 비용을 치를 수밖에 없습니다.

또 다른 동물성 단백질 식품인 생선은 어떨까요? 예를 들어 100그램의 꽁치에는 '칼슘' 32밀리그램, '인' 180밀리그램으로, 동물성 고기보다 양호한 상태의 약 1:6의 비율로 함유돼 있습니다. 따라서 혈액에서의 칼슘과 인을 1:1 비율로 조절하기 위해 생선은 고기에 비해 훨씬 적은 양의 칼슘을 녹여낸다는 것을 알 수 있습니다. 그러므로 '생선을 뼈째 얇게 썰어 먹는 회'는 이러한 단점을 단번에 해결할 수 있어서 좋고, 또한 산화되지 않은 지방과 단백질의 공급원이 되는 훌륭한 식품입니다. 하지만 자연 건강법에서는 동물성 단백질 식품은 기호품으로 먹되, 과다 섭취하지 말 것을 권하고 있습니다.

만병의 근원, 변비를 유발하는 동물성 단백질

동물성 식품의 최대 약점은 식이섬유가 없다는 점입니다. 식이섬유는 섭취하지 않고 고기만 과다 섭취했을 경우, 많은 사람이 공통적으로 겪는 것은 만병의 근원이라는 '변비'입니다.

위장·소장·대장의 소화기 계통에는 식이섬유에 의한 연동운동(蠕動運動, 소장과 대장에서 물결처럼 서서히 전파되는 꿈틀운동에 의해 대변이

항문 쪽으로 이동하는 것) 덕분에 음식물 찌꺼기가 정체되지 않고, 항문을 통해 신속하게 배출됩니다.

식물성 식품에만 존재하는 식이섬유는 유산균과 비피두스균의 먹이가 될 뿐만 아니라 우리의 건강에 너무나 중요하기 때문에 일부 나라에서는 탄수화물에서 분리해 5대 영양소(지방, 단백질, 탄수화물, 비타민, 미네랄)에 이어 여섯 번째의 영양소로 취급하고 있을 정도로 매우 중요시하고 있습니다.

이처럼 매우 중요한 식이섬유가 부족하면, 우리 인체 내에서는 어떤 상황이 발생할까요? 간단명료하게 정리하면 다음과 같습니다.

- 변비 발생 → 장 속 유해균 증가 → 장 속 환경 부패 → 독성 암모니아 물질 발생 → 위염, 소장염, 대장염, 담낭염 발생 → 소장에 리퀴컷증후군(Leaky Gut Syndrome, 소장에 구멍이 뚫려 불필요한 물질이 흡수됨)이 발생해 알레르기의 원인 물질과 불필요한 물질이 흡수 → 대장에 용종이나 게실(憩室) 발생 → 대장암으로 발전

또한 변비로 인해 과잉 발생한 암모니아가 몸속에 흡수돼 혈액을 오염시켜 모세혈관에서의 혈액순환이 악화됨으로써 손발이 차가워질 뿐만 아니라 눈, 신장, 자궁, 난소, 항문에 장애가 발생하기도 합니다. 그리고 종아리의 정맥 혈관이 울퉁불퉁하게 튀어나오는 하지정맥류가 발생하기도 합니다.

'만병의 근원은 변비'라는 말이 있듯이 위의 몇 가지만 살펴봐도 식이섬유 부족이 우리 인체에 얼마나 심각한 영향을 미치는지 알 수 있습니다.

　식이섬유가 풍부한 과일과 채소를 무시하고 고기만 과다 섭취하면, 언젠가는 '병원에 잠깐 다녀가십시오!'라는 초대장과 함께 많은 금액의 청구서가 날아들 뿐만 아니라 우리의 목숨까지 위협하는 악질적인 폭력배(각종 질병)가 잇달아 등장한다는 사실을 기억해둬야 합니다.

썩는 냄새의 방귀와 대변은 단백질 과다 섭취가 원인

탄수화물 음식과 고기를 동시에 과다 섭취한 경우에는 소화불량으로 인해 입에서는 썩는 냄새가 나며, 변비로 인해 발생한 가스 때문에 방귀와 대변도 냄새가 심해 코를 움켜쥐어야 할 정도입니다.

　변비는 도대체 우리 몸속에서 무슨 일이 발생하고 있다는 신호일까요? 단백질 과다 섭취로 인한 변비로 유익균인 유산균과 비피두스균 대신 나쁜 세균, 즉 유해균(有害菌)이 폭발적으로 늘어나, 냄새의 원인이 되는 인돌, 스카톨, 암모니아, 유화수소(硫化水素)를 비롯해 각종 나쁜 물질 등을 마구 만들어냅니다. 그중에서도 특히 우리 인체에 가장 악영향을 미치는 것은 '암모니아'와 '유화수소'입니다.

　동물성 식품을 지나치게 많이 섭취해 소화와 흡수가 제대로 되지 않으면, 우리 몸에 악영향을 미치는 유해균들과 중립 입장에 있던 대장균 등이 동물성 단백질을 분해해 유화수소와 암모니아를 만들어냅니다. 하지만 이 두 가지 물질을 위험하다고 생각하는 사람들은 그리 많지 않은 것 같습니다.

지저분한 화장실에 들어가면 코를 움켜쥐게 하는 이상한 냄새를 느끼게 되는데, 바로 이 냄새가 암모니아입니다. 사람들이 좋아하지 않는 냄새지만, 일상적으로 느끼고 있기 때문에 그다지 나쁘지 않다고 생각하는 사람들이 많습니다.

유화수소는 달걀이 썩는 냄새가 나는데, 이는 유황온천을 연상하면 됩니다. 유황온천이 있는 곳은 거리 전체에서 달걀 썩는 냄새가 나는데, 바로 이 냄새가 유화수소 냄새입니다.

유화수소도 암모니아도 지극히 강력한 신경독물질(神經毒物質)입니다. 좁은 공간 안에서 누군가가 방귀를 뀌면, 그때의 유화수소 가스는 겨우 0.001피피엠(ppm)인데도 사람들은 즉시 불쾌한 반응을 보입니다. 가까이에서 냄새를 맡고 나면, 정신이 몽롱하며 숨이 가빠질 정도로 초조해지기도 합니다. 이와 같은 가스는 아마 사람이 가장 민감하게 반응하는 냄새 중 하나입니다.

과거의 전쟁에서는 이러한 가스가 화학무기의 재료가 되는 신경독가스로 사용됐습니다. 이러한 것들이 몸속에서 만들어진다는 것은 매우 위험하지만, 장 속의 세균 균형이 붕괴되면 그러한 일이 발생합니다. 그러나 많은 사람은 자신의 대변에서 냄새가 나는 것은 당연하다고 착각하고 있으니, 참으로 어이가 없습니다.

이 사실은 꼭 기억해두기 바랍니다. 유화수소와 암모니아가 우리 몸속에서 너무 많이 만들어지는 것은 굉장히 위험합니다. 치매와 당뇨병 등의 원인이 되며, 그 밖의 많은 질병의 원인이 되기도 합니다. 어떻게 그렇게 되는지 궁금하시죠?

우리의 뇌는 대단히 중요한 곳이기 때문에 신체적으로도 두발, 두피, 두개골 등의 순서로 6~7겹으로 둘러싸 보호하고 있습니다. 그리고 그것도 부족하다는 듯이 혈액뇌관문(血液腦關門)이라는 검문소를 만들어 뇌로 들어가는 영양소를 일일이 체크하고 있습니다.

동물성 단백질 과다 섭취로 인해 발생한 암모니아는 체액에 녹기 쉽기 때문에 온몸을 순환하는 혈액 속으로 즉시 흡수됩니다. 동물성 식품을 지나치게 많이 섭취해 혈액 속의 암모니아가 보통 때의 2~3배가 되면, 뇌로 통하는 검문소 역할을 하는 혈액뇌관문을 파괴합니다. 뇌로는 포도당만이 통과하도록 돼 있는데, 검문소 역할을 하는 혈액뇌관문이 암모니아에 의해 파괴되면, 뇌로 들어가면 안 되는 이 물질이 뇌 검문소를 자유롭게 무사통과해 뇌 속으로 들어갑니다. 치매에 걸린 사람의 뇌를 조사해보면, 뇌로 들어가면 안 되는 철분과 알루미늄이 다량 들어 있다고 합니다.

햄, 소시지, 베이컨에 첨가된 화학 물질이 왜 나쁜가?

많은 가정에서는 단백질을 섭취할 목적으로 햄, 소시지, 베이컨을 맛있게 조리해 식탁에 내놓습니다. 그러면 어린이들은 밥이 나오기도 전에 맛있게 먹어 버리는 모습을 흔히 볼 수 있습니다.

2015년 10월 26일에 세계보건기구는 "베이컨, 햄, 소시지 등의 가공육을 하루에 50그램씩 먹으면 대장암 발병률 위험도가 18퍼센트 높아진다"라는 연구 결과를 발표했습니다. 또한 일본의 '후지와라 히로미' 박사의 저서 『질병을 알고, 예방하고, 치유하는 신가정의학(病気を知る、防ぐ、治す 新家庭の医学)』(2017년 출판)에서는 햄, 소시지, 베이컨에 관해 다음과 같은 취지로 언급했습니다.

"햄, 소시지, 베이컨에 발색제(發色劑) '아초산나트륨(아질산나트륨)'이라는 화학 물질을 첨가하면 분해되면서 제품의 빛깔을 곱게 해주는데, 이 아초산나트륨을 발암성 물질이라고는 하지 않지만, 위장에서 발암 물질 '니트로소아민'을 만드는 데 일조하는 간접적인 발암 물질이라고 할 수 있다. …(중략)… '니트로소아민'이라는 화학 물질은 강력한 발암 물질인데, …(중략)… 위산으로 가득한 강력한 산성의 환경에서는 그 화학적 반응이 발생하기 쉽다."

저는 어렸을 때 동네의 어느 집에서 초상이 나거나 잔치를 하면 으레 돼지를 도축하는 장면을 자주 봤습니다. 그때 제가 본 것은 돼지를 도축한 후 시간이 지날수록 고기의 빛깔이 거무스름하게 변색

건강 서적 100권, 한번에 읽기

되는 것이었습니다. 그런데 햄, 소시지, 베이컨은 왜 그렇게 빛깔이 고운지 이해가 가지 않았습니다. 물론 부위에 따라 다르기는 해도 고기가 거무스름하게 변색되면 오염된 것처럼 보이고, 상품 가치가 떨어지기 때문에 이를 방지하기 위해 베이컨과 같은 가공육에 암 유발물질인 '아초산나트륨'을 첨가해 분홍색을 유지하려는 것입니다.

음식에 관한 기본적인 지식은 빛깔과 입맛에만 초점을 맞출 것이 아니라 미래의 건강에 초점을 맞춰야 한다는 것을 잘 알려주는 하나의 사례라고 할 수 있습니다. 먹기 위해 살 것인지, 살기 위해 먹을 것인지, 즉 혀를 즐겁게 하기 위해 먹을 것인지, 내 건강을 위해 먹을 것인지를 현명하게 판단해야 합니다.

동물성 단백질은 혈액순환을 방해한다

산소와 각종 영양소를 운반하는 적혈구는 도넛 모양의 세포로, 적혈구 양면의 한가운데가 움푹 파인 원반 모양의 세포입니다. 이 둥근 원반 모양의 적혈구를 둘러싼 바깥 막(膜)은 마이너스 전기를 띠고 있어 적혈구끼리 만나면 서로 밀어내어 달라붙지 않게 돼 있습니다.

마이너스 전기를 띤 적혈구의 주변에는 플러스 전기를 띤 '양(陽)이온'이 모이기 때문에 자연스럽게 적혈구끼리 뭉쳐 엽전꾸러미처럼 될 수 있습니다. 하지만 적혈구끼리는 서로 밀어내어 독립적으로 행동해야만 모세혈관을 쉽게 통과할 수 있습니다. 마치 자석의 같은 극끼리 만나면 서로 밀어내는 것처럼 적혈구도 서로 밀어내어 바둑알처럼 따로따로 떨어져 있어야 합니다.

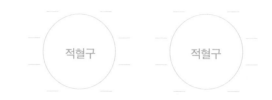

[그림 1] 정상적인 적혈구

[그림 2] 비정상적인 적혈구

[그림 1][9]처럼 적혈구 주변은 '음(陰)이온'의 장벽이 설치된 상태가 되는데, 이것을 '제타 전위(Zeta電位)'라고 합니다. 그곳에 [그림 2][10]

---

9) 적혈구는 원래 '음이온'을 띠고 있기 때문에 적혈구끼리는 서로 밀어내어 달라붙지 않아야 몹시 좁은 모세혈관도 쉽게 통과할 수 있게 돼 있다(『음식양생대전(食物養生大全, 츠루미 다카후미 저)』(2017년 출판)에서 인용).
10) 적혈구와 적혈구 사이에 '양이온'이 들어가 접착제 역할을 하기 때문에 적혈구들은 엽전꾸러미처럼 뭉쳐 있어 몹시 좁은 모세혈관을 쉽게 통과하지 못한다(위 저서에서 인용).

처럼 양이온을 띤 물체가 들어오면, 음이온의 제타 전위는 중화돼 적혈구끼리 달라붙는 현상이 발생해 구멍 뚫린 엽전을 꿰어놓은 것처럼 적혈구가 뭉칩니다.

그 제타 전위를 중화시키는 물질로는 양이온을 띤 동물성 단백질과 당화물질(糖化物質)이 있는데, 이들은 적혈구끼리 서로 달라붙게 하는 강력한 접착제 역할을 하기도 하고, 적혈구에 밤송이처럼 뾰족뾰족한 돌기가 생기게 하기도 합니다.

특히 동물성 단백질은 이와 같은 강렬한 작용으로 혈액순환과 산소 운반 능력을 방해해 쉽게 어깨가 결리거나 나른해질 뿐만 아니라 여러 가지 질병으로 이어집니다. 그러므로 과다 섭취하지 않도록 조심해야 합니다.

적혈구 수명을 짧게 만드는 동물성 단백질

인체의 굵은 동맥·정맥의 길이는 혈관 전체 길이의 약 7퍼센트, 나머지 93퍼센트는 모세혈관입니다. 혈관을 흐르고 있는 혈액은 적혈구, 백혈구, 혈소판, 혈장, 기타 물질로 구성돼 있는데, 그중에서 가장 중요한 역할을 하는 것은 '적혈구'로, 건강한 사람의 적혈구 수명은 100~120일입니다. 하지만 동물성 식품을 지나치게 좋아하는 사람의 적혈구 수명은 그보다 훨씬 짧아져 노화 현상이 일찍 나타나는데, 여성의 경우 초등학교 저학년 때 초경을 겪을 수 있다고 합니다.

혈액 1씨씨(cc)에는 400~500만 개의 적혈구가 존재하는데, 이들은 전신에 산소와 영양소를 공급하고, 체온을 조절하면서 혈액 속 각종 노폐물과 이산화탄소를 싣고 신체의 정화 장치인 신장(콩팥)으로 달려가는 '컨테이너'와 같은 존재입니다.

이와 같은 적혈구가 통과하는 모세혈관의 지름은 4~5마이크로미터(μm)(1마이크로미터는 100만분의 1밀리미터)인데, 적혈구의 지름은 7.5마이크로미터로 모세혈관보다 사이즈가 2배 가까이 큽니다.

세계적인 혈액 전문가 '모리시타 게이이치' 박사의 저서 『혈액을 깨끗하게 해 질병을 예방하고 치유한다(血液をきれいにして病気を防ぐ、治す)』(2016년 출판)를 비롯한 기타 자료를 종합해보면, 동물성 식품을 즐기는 사람의 적혈구 지름은 식물성 식품을 즐기는 사람보다 크기가 크며, 튼튼하지 못하고 수명이 짧다는 것을 알 수 있습니다.

적혈구의 크기가 식물성 식품을 즐기는 사람의 것보다 크다는 사실은 무엇을 의미할까요? 적혈구의 크기가 커지면 모세혈관 크기도 저절로 커지는 것이 아니므로 모세혈관을 통과하기가 더욱 어려워져 혈액순환이 제대로 안 된다는 것을 의미합니다.

적혈구는 가운데가 움푹 파인 원반형이고, 두께는 2마이크로미터인데, 좁은 모세혈관을 통과할 때 'ㄷ'자처럼 접힙니다. 그리고 모세혈관을 천천히 통과할 때 적혈구라는 컨테이너에 실려 있던 영양소와 산소가 녹즙기의 녹즙처럼 흘러나와 모세혈관 주변의 세포들에 공급됩니다. 적혈구는 바둑알처럼 따로 독립된 형태인 경우에는 모세혈관을 쉽게 통과할 수 있지만, 뭉쳐 있으면 쉽게 통과할 수 없습니다.

손발이 차가운 사람들의 적혈구는 뭉쳐 있기 때문에 모세혈관을 쉽게 통과하지 못해 체온이 낮을 뿐만 아니라 영양소가 제대로 공급되지 않습니다. 그래서 항상 기운이 없어 피로하며, 그로 인해 다양한 질병으로 이어지게 되는데, 이를 정리하면 다음과 같습니다.

- 치질
- 심장질환
- 신경질환
- 신부전, 당뇨병
- 뇌졸중, 뇌경색
- 월경불순, 자궁근종
- 눈의 망막증, 백내장
- 하지정맥류, 발의 괴저

적혈구가 뭉치면 반드시 위와 같은 여러 가지 질병으로 이어지게 돼 있습니다. 혈액 전문가들의 저서와 논문에는 '이러한 현상에는 식생활과 생활습관을 철저히 개선하는 방법 외에는 특별한 약이 없다'라고 적혀 있습니다. 이들의 저서와 논문에 실려 있는 즉효성이 있는 방법은 다음과 같습니다.

- 체온을 높일 것
- 원적외선 온열요법을 활용할 것
- 영양소를 흡수하는 장을 깨끗하게 유지할 것
- 비타민과 미네랄 및 항산화 물질이 풍부한 신선한 채소와 과일을 많이 섭취할 것

점심 급식에 우유를 제공하지 않는 학교

'우유는 사람의 건강에 좋은 완전식품'이라고 주장하는 사람도 있는데 과연 그럴까요? 우유에는 모유의 3배나 되는 '단백질', '칼슘'은 4배, '인'은 6배나 함유돼 있습니다. 이처럼 모유의 3~6배나 되는 영양소의 식품은 4개의 위장으로 우유를 소화시켜 하루에 1킬로그램씩 체중이 증가하는 송아지에게나 적합한 음식입니다. 따라서 송아지가 먹는 우유로 성장한 아이는 체격이 월등하게 커지게 마련입니다.

하지만 최근 미국에서 '우유는 어린이 몸에 나쁘다'는 증거가 잇달아 발표되자, 우유 소비량이 전성기의 4분의 1로 급락했습니다. 그

뿐만 아니라 우유로 만든 분유에도 엄격한 규제가 가해져, 산부인과나 병원에서의 분유 판촉 활동 및 매스컴의 광고까지 금지될 정도에 이르렀습니다.

이처럼 최신 영양학 분야에 깨어 있는 나라의 의료계와 홀리스틱 영양학을 공부한 사람들 사이에서는 우유가 각종 질환의 원인이 되고 있다는 것은 상식 중의 상식이 됐습니다.

초·중학교 점심 급식에서 빵과 우유를 제공하지 않는 학교가 있다는 말을 들으면 믿으시겠습니까? 더구나 학부모들의 요청으로 교육청 당국이 그러한 결정을 내렸다면 어떤 생각이 드십니까? 이는 우리나라가 아니라 이웃 나라인 일본에서 2015년에 일어난 사건입니다.

최근에 제가 구입해 탐독한 『죽을 때까지 건강하게 살아가기 위한 7가지 습관(死ぬまで元気に生きるための七つの習慣)』(2016년 출판)이라는 책을 통해 발견한 놀랄 만한 사건이라서 그 내용을 축약해 알려드립니다.

일본 니가타현(新潟県)의 산죠시(三条市) 소재의 공립 초·중학교에서는 2015년 6월, "2015년 9월부터는 점심 급식에 제공하던 우유를 중단한다"라고 발표하고 그대로 실천하고 있습니다. 그러한 결정이 내려지기 전에 교육청 당국에서 학부모들의 요청으로 2014년 12월부터 2015년 3월까지 4개월 동안 '우유가 없는 급식'을 시험적으로 도입한 결과를 분석한 후의 결정이라 세간의 주목을 받고 있습니다.

참고로 인구가 10만 명이 조금 넘는 산죠시의 교육청 당국에서는 이와 같은 결정을 내리기 이전인 2008년부터 이미 점심 급식에서 빵과 국수를 제외시키고, 식사는 모두 밥만 제공하는 '완전 쌀밥 급식(完全 米飯給食)'을 실천하고 있었습니다.

왜 학부모들이 점심 급식에서 우유를 제외해달라고 청원했을까요? 그것은 우유에 관한 불편한 진실들이 과학적인 근거에 의해 양파 껍질 벗겨지듯이 하나하나 벗겨지면서 초래된 자연스러운 결과가 아닐까요? 최근의 홀리스틱 영양학 정보에 깨어 있는 학부모들의 판단력은 칭찬받아 마땅하다고 생각합니다.

그럼에도 "우유에는 칼슘이 많으니 많이 드세요" 하고 어린이나 골다공증 환자에게 권하는 사람들은 최신 영양학에 관해 좀 더 깊이 공부해야 한다고 생각합니다. 우유에 칼슘이 많은 것은 사실이지만, 우유에 함유된 '카제인'이라는 단백질, 칼슘과 마그네슘의 불균형으로 인한 영향에 대해 좀 더 깊이 조사해본다면 우유에 대한 개념이 달라지리라 생각됩니다. 시중에 우유의 불편한 진실을 밝히는 서적들이 많이 나와 있으므로 그러한 책들 중 한 권쯤은 구입해 읽어보기 바랍니다.

◉ 우유 단백질 '카제인'은 어떤 물질인가?

갓난아이가 먹는 모유에는 7퍼센트의 단백질이 함유돼 있지만, 송아지가 먹는 우유에는 그 3배인 20퍼센트의 단백질이 함유돼 있는

데, 그 단백질의 주성분이 '카제인'(87퍼센트)입니다.

카제인은 아주 끈끈한 접착제 '아교(阿膠)'와 같은 단백질인데, 이 끈끈한 접착력 때문에 목공용 접착제로 쓰이고 있습니다. 즉, 카제인 단백질은 접착제 역할을 하는 일종의 '본드'입니다. 이 끈끈한 단백질은 소화 기관에서 분해되지 않은 푸딩 상태의 고체가 형성돼 장벽(腸壁)에 달라붙어 각종 영양소의 흡수를 방해하며, 알레르기를 일으키는 알레르겐(몸에 비정상적인 반응을 일으키는 물질)이 됩니다.

이처럼 소화되지 않은 카제인이 장벽을 통해 흡수되면, 면역체계는 인체에 적합하지 않은 이물질로 인식해 면역 반응을 일으키면서 알레르기의 원인인 히스타민을 생성함과 동시에 많은 점액질이 생깁니다.

이 끈적끈적한 점액질은 갑상선과 호흡기 계통에도 많은 문제를 일으키는데, 특히 호흡 기관의 점막을 뒤덮거나 막히게 함으로써 생체의 배설 기능에 막대한 지장을 초래하며 알레르기 증상을 일으킵니다.

'마하만 마마두' 박사는 그의 저서 『생명활력과 건강을 위한 생물학적 포지셔닝 시스템(生命活力と健康のための生物学的ポジショニングシステム)』(2015년 일본어로만 출판)에서 "우유와 치즈의 카제인이라는 단백질이 제대로 소화가 되지 않을 때는 마약 '모르핀'과 같은 작용을 하는 '카소모르핀'이라는 물질을 많이 분비하게 된다"라고 밝히고, 그래서 "문제가 많은 어린이들은 우유, 치즈, 시리얼, 파스타, 빵, 피자와

같은 음식을 아주 좋아한다"라고 했습니다. 또한 "주의력결핍(ADD), 자폐증과 같은 문제를 안고 있는 어린이들의 소변을 분석해보면, 다른 어린이들에 비해 '카소모르핀' 분자량이 많다"라고 했습니다.

그리고 미국 프린스턴대학교의 '제시카 아웃워터' 교수는 그의 논문 '왜 우유가 유방암을 일으키는가?(Why Milk Might Cause Breast Cancer: Medical Hypotheses, December, 1996)'에서 우유는 글자 그대로 "발암성 화학 물질의 칵테일이라고 할 수 있는 위험한 식품"이라고 했습니다.

사람은 태어나 모유를 먹고 자라다가 보통 3세 정도가 되면, 어머니 품을 떠나 주로 밥을 비롯한 채소 반찬을 먹으면서 성장하도록 설계돼 있습니다. 그럼에도 사람만이 특이하게 어머니의 젖을 떼고 나서는 또다시 송아지가 먹는 젖을 먹기 시작합니다.

초등학생이 아직도 젖을 먹고 있다면, 많은 사람이 손가락질하며 조롱할 것임이 틀림없습니다. 더구나 20세, 아니 30세, 더 나아가 40~50세를 지난 노년층의 사람이 아직도 엄마 젖 대신 송아지 젖을 먹고 있다면 얼마나 부자연스러운 행동인지를 짐작할 수 있습니다.

자연 건강법의 대가 '노먼 워커' 박사는 자신의 저서에서 "우유는 송아지의 음식이지 사람이 먹는 음식이 아니다. 자연의 법칙을 어기는 행위는 언젠가는 대가를 치르게 돼 있다"라고 했습니다. 또한 "자녀에게 글을 가르치기 이전에 음식 먹는 법부터 가르쳐줘야 평생을 건강하게 살아갈 수 있다"고 했습니다. 이분의 말씀이 진리임이 최신 영양학에 의해 점차 밝혀지고 있습니다.

◉ 차이나 헬스 스터디(China Health Study) 보고서

제가 자연 건강법에 관한 책 중에서 가장 인상 깊게 탐독한 책은 『차이나 스터디(The China study)』(2004년 출판)입니다.

미국 코넬대학교의 '콜린 캠벨' 교수와 그의 제자들이 주축이 돼 영국의 옥스퍼드대학교, 중국의 의료과학연구원, 중국위생학부가 합동으로 1983년부터 1994까지 11년간에 걸쳐 중국에서 사상 최대의 역학조사 '차이나 헬스 스터디(China Health Study)'를 행한 결과, "동물성 단백질(우유 포함)을 많이 섭취하는 국가일수록 요로결석이 증가하고 있다. 우유를 많이 마시는 사람일수록 골다공증에 걸린다"는 점을 『차이나 스터디』라는 책을 통해 밝혔습니다.

이 책에서는 우유의 단백질 카제인과 암 발생률에 관한 연구 결과가 자세히 수록돼 있습니다. 쥐를 대상으로 한 실험에서는 섭취하는 칼로리에 단백질 카제인이 차지하는 비율을 10~20퍼센트로만 해도 암 발생률이 11배나 증가했습니다.

또한 인도 학자의 쥐를 대상으로 한 실험 결과도 수록돼 있습니다. 이 학자는 쥐를 A, B 두 그룹으로 나눠 실험했습니다. A그룹의 쥐들에게는 암을 유발하는 '아플라톡신'을 투여한 후 동물성 단백질 섭취량을 총 칼로리의 20퍼센트로 해 사료에 추가했습니다. 이 비율은 서양에서의 일반인들이 섭취하는 동물성 단백질 비율과 거의 비슷한 수치입니다. 반면, B그룹의 쥐들에게는 동일한 양의 '아플라톡신'을 투여한 후, 동물성 단백질 섭취량을 총 칼로리의 5퍼센트로 해 사료에 추가했습니다.

사료에 총 칼로리의 20퍼센트에 해당하는 단백질을 추가한 A그룹에서는 모든 쥐에 간암 형성의 흔적이 나타났지만, 5퍼센트만 추가한 B그룹에서는 모든 쥐에 간암 형성의 흔적이 전혀 나타나지 않았습니다. 결과는 100퍼센트 대 0퍼센트였습니다. 동물성 단백질을 많이 섭취해야만 면역력이 강해진다고 믿고 있던 사람들에게는 너무나 충격적인 결과였습니다.

저(低)단백질 식사는 발암성 물질 '아플라톡신'을 투여했음에도 암 발생과는 전혀 관계가 없었습니다. 또한 암 발생 흔적이 나타난 A그룹의 쥐들에게도 또다시 저단백질 사료를 공급했더니 극적으로 암 발생이 멈췄다고 했습니다.

그 실험 결과에 놀란 '콜린 캠벨' 교수와 그의 제자들은 이구동성으로 "도저히 믿어지지 않는다"라고 여러 차례 언급했습니다. 그들은 중국에서의 조사 결과와 쥐를 이용한 실험 후에 '동물성 단백질 카제인이야말로 최악의 발암 물질'이라는 결론에 도달했다고 하면서 가장 안전한 단백질은 콩(대두)에 포함된 식물성 단백질이라고 말했습니다.

그리고 『차이나 스터디』에서는 '소아 당뇨병'은 너무 일찍 모유 대신 분유를 먹고 자란 어린이들에게 많이 발생한다고 발표했는데,

"소아 당뇨병은 일부에서 유전적 요인이라고 주장하지만, 전 세계적으로 매년 3퍼센트씩 증가하고 있다는 사실은 유전자가 이 질병의 단독 요인이 아니라는 명백한 증거다"라고 하면서 1991년 발표된 12개국(일본, 프랑스, 이스라엘, 캐나다, 네덜란드, 뉴질랜드, 미국, 덴마크, 영국, 노르웨이, 스웨덴, 핀란드)에서의 소아 당뇨병 발병률을 제시했습니다. 이는 0~14세 어린이의 우유 섭취량이 많은 국가일수록 소아 당뇨병 환자가 많다는 것을 시사하고 있습니다.

또한 미국 소아과학회가 1994년에 '당뇨병이 많이 발생하는 집안에서는 갓 태어난 유아에게 2년 동안은 분유를 주지 말 것을 강력히 권장한다'라는 내용과 1980년대 후반 핀란드에서 행한 연구 결과 '우유 섭취는 소아 당뇨병 발병 위험도를 5~6배 증가시킨다'라는 내용을 제시했습니다.

더욱이 1993년에 미국 연구팀이 발표한 '젖먹이 때부터 우유를 먹고 자란 어린이는 최저 3개월 동안 모유를 먹고 자란 어린이보다 소아 당뇨병에 걸릴 위험도가 11.3배 높다'라는 내용과 1996년에 칠레의 연구팀이 발표한 '너무 빨리 모유를 중단하고 분유를 먹고 자란 어린이는 모유를 먹고 자란 어린이에 비해 소아 당뇨병에 걸릴 위험도가 13.1배 높다'라는 점을 증거로 제시했습니다.

● 채소의 칼슘 흡수율은 우유의 1.6배

1992년에 일본의 국립보건의료과학원에서 실시한 '우유의 칼슘 흡수율 비교 실험' 결과는 다음과 같습니다.

- 채소의 칼슘 흡수율은 19.2퍼센트
- 작은 생선의 칼슘 흡수율은 32.9퍼센트
- 우유의 칼슘 흡수율은 39.8퍼센트

무슨 이유인지는 정확하게 알 수 없지만, 여기에서 의문점은 무슨 채소인지를 구체적으로 밝히지 않았다는 점입니다. 하지만 「미국임상영양학저널」지에 발표된 채소와 우유의 칼슘 흡수율에 따르면, 일본의 국립보건의료과학원 발표와는 전혀 다른 결과가 나와 주목을 끌고 있습니다.

- 양배추의 칼슘 흡수율은 64.9퍼센트
- 브로콜리의 칼슘 흡수율은 52.6퍼센트
- 우유의 칼슘 흡수율은 32퍼센트

우유에도 칼슘이 많이 함유돼 있고, 흡수율이 높은데도 마실수록 골다공증에 걸리게 되는 이유는 무엇일까요? 그 이유는 바로 칼슘 흡수율보다 배출량이 많은 상태, 즉 수입이 적고 지출이 많은 적자 상태이기 때문입니다.

우유에 함유된 단백질 카제인으로 인해 장에서는 독성 암모니아가 생성되는데, 그 암모니아는 몸속에 흡수된 후 요소로 변환돼 배출되는 과정에서 '산(酸)'이 생성됩니다. 그 '산'은 '강력한 산성'이므로 중화되지 않으면 많은 문제를 일으키며, 심지어 생명까지 위협합니다.

그래서 몸속에서 가장 강력한 알칼리성 미네랄인 칼슘을 뼈와 치아에서 대량으로 녹여내어 중화시키려고 합니다. 비록 우유를 통해 몸속으로 칼슘이 흡수됐다 하더라도 뼈에서 빠져나가는 양이 많아집니다. 몸으로 흡수되는 칼슘양보다도 빠져나가는 양이 더 많으면, 칼슘 부족으로 인해 골다공증이 되는 것은 당연한 사실입니다. 이는 유치원생도 알 수 있는 계산법입니다.

또한 높은 흡수율로 인해 혈액 속의 칼슘 농도가 급격히 높아지는 것이 문제가 됩니다. 혈액 속의 칼슘 농도는 항상 일정한 비율, 즉 혈액 1씨씨(cc) 중에는 9~11밀리그램의 비율로 유지돼야 하는데, 이 비율을 초과하면 인체는 서둘러 초과량을 배출해야 합니다. 그렇지 않으면 여러 가지 장애가 발생합니다.

그래서 신장은 서둘러 과잉의 칼슘을 소변으로 배출하려고 하는데, 결국 신장에 많은 부담이 가해져 심각한 상황에 도달하면 인공투석(人工透析)으로까지 이어질 수 있습니다. 그리고 칼슘 배출과 동시에 마그네슘·철분·아연과 같은 다른 미네랄도 배출돼 버리기 때문에 미네랄 부족은 더욱 가속화됩니다.

◉ 우유를 많이 마실수록 골다공증에 걸린다

아프리카의 반투족(Bantu peoples)은 태어나서 우유를 단 한 모금도 마셔본 적이 없지만, 뼈가 튼튼해 골다공증에 걸린 사람이 없는 것으로 유명합니다. 하지만 서양인 중에서 우유를 즐겨 마시는 사람들은 50세 정도가 되면 이미 골다공증으로 고생하는 경우가 많은데, 특히 미국에는 골다공증 환자가 많은 것으로 유명합니다.

미국 하버드대학교에서는 12년 동안(1980~1992년) 장기간에 걸쳐 우유가 뼈에 어떤 영향을 미치는 식품인지 조사했습니다. 조사는 33~55세의 간호사 77,761명을 대상으로 두 그룹으로 나눠 골밀도와 골절 상황 등을 조사했습니다.

- A그룹은 우유를 매일 2컵 이상 마신다.
- B그룹은 우유를 거의 마시지 않거나 1주일에 1컵 정도 마신다.

조사 결과는 우유를 많이 마실수록 뼈가 튼튼해질 것이라는 예상과는 정반대의 결과가 나왔습니다. 우유를 매일 2컵 이상 마신다는 A그룹이 거의 마시지 않는다는 B그룹에 비해 골절되는 사람이 훨씬 많았고, 또한 골다공증이 진행되고 있었습니다.

미국 식품의약국 장관은 2000년에 "우유를 마시고 뼈를 튼튼하게 하려고 하다니, 당치도 않은 말이다"라고 말했습니다.

○ 우유는 유방암 발생과도 관련이 있다

Nutrition Therapy Institute의 교과서인 『FAST FOOD』에는 "우유 생산량을 증가시킬 목적으로 젖소의 신체를 자극하는 유전자변형 성장 호르몬 rBGH(Recombinant Bovine Growth Hormone)은 미국 정부가 1993년에 허가한 것이다. 이 rBGH가 함유된 우유는 유방암, 대장암, 골암, 폐암, 종양의 성장과 많은 관련이 있다는 점이 1995년에 확인됐다"라고 기술돼 있습니다.

그리고 일본의 의사 '혼마 신지로'의 저서 『질병에 걸리지 않는 생활 사전(病気にならない暮し事典)』(2016년 출판)에는 "우유가 유방암 · 전립선암과 관련이 있다는 이론적 근거는 '우유 · 유제품 섭취량과 유방암 발생률을 분석한 국제비교연구'에서 밝혀진 우유에 함유된 세 종류의 호르몬에 기인한다"라고 기술돼 있습니다.

또한 "오늘날 사육되고 있는 젖소는 대부분 개량종 '홀스타인'인데, 대개는 임신 중에도 지속적으로 젖을 짜고 있는 것이 문제가 되고 있다. 임신 중인 젖소에서 짜낸 우유에는 사람이 섭취하면 안 되는 다량의 여성 호르몬 두 종류가 함유돼 있다. 이 호르몬은 120~130도의 고온에도 분해되지 않으며, 발암 작용을 한다"라고 기술돼 있습니다.

우유에 함유된 또 하나의 호르몬은 인슐린양성장인자(Insulin 樣成長因子) IGF-1입니다. 이 호르몬은 임신과는 상관없이 분비되는데, 송아지의 체중을 하루에 1킬로그램씩 증가시키는 역할을 하는 강력한 성장 호르몬입니다. 이 호르몬은 열에 강해 버터, 요구르트, 치즈, 크림, 탈지분유에도 분해되지 않은 채 함유돼 있습니다.

사람은 태어나 보통 3세가 되면 젖을 떼고 어머니의 품에서 벗어나게 돼 있습니다. 이것이 자연의 법칙입니다. 송아지도 태어나 6개월 정도 지나면 젖을 떼고 스스로 어미 품에서 떠나는데, 이러한 법칙을 무시하고 송아지의 식량인 소의 젖을 계속 먹는 생명체는 인간뿐입니다. 자연의 법칙을 무시하면 언젠가는 대가를 치르게 돼 있습니다.

미국에서 발행된 『스포크 박사의 육아서』[11]라는 책은 42개국의 언어로 번역돼 5,000만 부나 팔린, 성경 다음가는 베스트셀러입니다. 그 책의 저자로서 세계적으로 유명한 미국의 소아과 의사 '벤저민 스포크' 박사는 1946년에 출간한 초판 책에서 우유와 유제품을 적극적으로 섭취할 것을 권장했습니다. 그런데 제7판에서는 마치 딴 사람이 저술한 책이라 생각될 정도로 '우유를 마시면 안 된다'는 취지로 저술했습니다.

일본에서 발행된 『장수하기 위한 88가지 지혜(長生きするための88の知恵)』(2014년 출판)라는 책에는 '벤저민 스포크' 박사가 사망하기 직전 제자들에게 "내가 우유에 관해 저술한 초판 책은 정말 엉터리였다"라고 고백한 내용이 수록돼 있습니다.

---

11) 우리나라에서는 『당신의 아이 무엇이 문제인가?』(풍림출판사, 1989)라는 책으로 출판됐습니다.

건강 서적 100권, 한번에 읽기

달걀의 불편한 진실

제가 어렸을 때는 점심 급식이라는 제도가 없어 모든 학생이 도시락을 갖고 와서 먹었는데, 부잣집 아이들의 도시락에는 어김없이 '달걀 부침'이 들어 있었습니다. 그 시절의 달걀부침은 영양가 높은 음식으로 여겨지며 모든 학생이 부러워하는 동경의 대상이었습니다.

이처럼 인기 있는 '달걀'에 대해 대부분의 영양학자는 '완전식품'이라는 말을 자주 하며, "이보다 더 좋은 단백질은 없다"라고 합니다. 그리하여 점심 급식뿐만 아니라 가정에서도 매일 기름으로 달걀을 프라이해 먹고 있는 것이 현실입니다.

하지만 일본의 효소 영양학자 '츠루미 다카후미'의 저서 『음식양생대전(食物養生大全)』(2017년 출판)에 따르면, 달걀흰자에는 '오봄코이드(Ovomcoid)'라는 강력한 '효소 저해제(酵素沮害劑)'가 함유돼 있다고 하면서, 다음과 같은 사례를 소개하고 있습니다.

"날씬한 몸매를 유지하기 위해 헬스클럽에 자주 다니던 62세 여성은 트레이너에게서 양질의 단백질인 달걀을 많이 먹어야 근육이 붙는다는 말을 듣고 매일 4개 이상, 때로는 5~6개 먹는 날도 있었다. 3개월 정도 열심히 먹었는데도 근육은 불어나지 않았고, 오히려 컨디션이 나빠지기 시작하더니 어느 날 갑자기 가슴이 답답하다고 하소연했다. 종합검사 결과 심근경색이라는 진단을 받고 병원 생활을 하던 중 사망했다."

또한 이분이 운영하는 '츠루미 클리닉'에는 심근경색 환자가 많이 찾아오는데, 그들의 공통점은 대부분 달걀을 많이 먹고 있는 점이라고 합니다.

달걀에 존재하는 효소 저해제, 오봄코이드는 우리 인체 내에 존재하는 2만 여 종류의 효소가 원활하게 작용하는 것을 방해하는 일종의 독극물이라고 할 수 있습니다. 효소가 제대로 작용하도록 하기 위해서는 천연 비타민과 미네랄 공급이 필수인데, 이들의 작용을 방해하는 역할을 하는 것입니다. 천연 비타민과 미네랄의 공급처인 채소와 과일을 멀리하고 가공 식품만 섭취한 탓에 컨디션이 나빠지고 있는 와중에 효소 저해제 역할을 하는 오봄코이드까지 다량으로 섭취했으니, 엎친 데 덮친 격이 됐습니다.

또한 날달걀을 다량으로 섭취하면 흰자에 존재하는 단백질 '아비딘'이 '비오틴(비타민 B7)'의 흡수를 방해해 3대 영양소가 에너지로 전환될 때 중요한 역할을 담당하는 비타민 B7 부족 현상을 일으킵니다.

천연 사료인 풀과 곡류를 먹고 자란 닭에는 염증을 억제하는 오메가3 계열의 지방산이 많이 존재해 달걀에도 역시 동일한 결과가 나타나지만, 인공사료로 사육한 닭의 달걀에는 염증을 유발하는 오메가6 계열의 지방산이 많이 포함돼 있습니다. 그러므로 자연 건강법에서는 양질의 단백질 섭취원으로 발효 식품인 '청국장'이나 '낫토'를 권하고 있습니다. 발효된 콩 종류의 식품은 우리가 먹기만 하면 곧바로 흡수되는 양질의 단백질입니다.

그런데도 달걀이 먹고 싶다면, 숙명여대의 '심기현' 교수가 2018년 2월 1일 조선일보에 기고한 '알고 먹는 제철 식품'란의 "김 5장에 존재하는 단백질은 달걀 1개와 맞먹는다"라는 기사를 참고하기 바랍니다. '김'에는 41.4퍼센트의 단백질, 달걀에 없는 식이섬유 그리고 비타민과 미네랄 등이 풍부하게 들어 있습니다. 요즘에는 한국에서도 '염산(鹽酸)'을 전혀 사용하지 않고 양식한 '무산(無酸) 김'이 전 세계로 수출되고 있으므로 가능하면 '무산 김'을 섭취하는 것이 건강에 좋습니다.

분리대두단백질(콩단백질)의 불편한 진실

종교적·영양학적·금욕적인 이유로 육식을 멀리하는 채식주의자에게 인기가 있는 '분리대두단백질(分離大豆蛋白質)'은 콩에서 지방과 당분만을 뽑아내어 고기와 같은 식감을 느낄 수 있도록 만든 가공 식품입니다. 외국에서는 '콩에서 채취한 고기 대용품'이라는 이미지의 '식물성 단백질(Textured Vegetable Protein)'로 알려진 식품입니다. Nutrition Therapy Institute의 교과서인 『FAST FOOD』에는 이 식품에 대한 상세한 정보가 수록돼 있는데, 그 일부를 소개하면 다음과 같습니다.

이 대두단백질이 처음 개발된 것은 1936년 산업용 대두단백질

분리 시설이 설계된 때부터입니다. 이 시설로 생산된 대두단백질이 가장 많이 사용되는 것은 종이 코팅과 가죽을 가공할 때 칠하는 안료입니다.

제2차 세계대전 당시에는 선박이나 비행기의 화재 진압용으로 개발·사용됐는데, 그 후 1959년에는 식용으로 생산되기 시작했고, 1998년에는 전 세계의 생산량이 70만 톤에 이르렀습니다. 이 중에서 절반가량은 미국에서 생산됐으며, 일본에서는 4만 톤 이상이 생산됐습니다.

이 식품의 제조 과정을 살펴보면, 여러 가지 문제점이 드러나고 있습니다.

탈지(脫脂)한 대두 분말을 물에 불린다 → 섬유질 제거를 위해 알칼리 세척을 한다 → 단백질을 침전시키기 위해 염소로 표백한다 → 염소로 산성화된 것을 중화시키기 위해 다시 알칼리 세척을 한다 → 스프레이 건조 과정을 거친다 → 고온 살균 및 고온 압출법으로 제품화된다

이와 같은 제조 과정 중에서 염소로 표백할 때 알루미늄이 콩에 침투하며, 더욱이 알칼리 세척 때는 신경독(神經毒) 리지노알라닌(Lysinoalanine)이 발생하고, 스프레이 건조 때는 발암 물질 초산염과 니트로소아민이 발생할 위험성이 있습니다. 그리고 마지막 공정의 고온 살균과 고온 압출법에 의해 단백질 자체의 변질이 발생합니다.

고압에 의해 변질된 대두단백질은 그 구조가 변형돼 버렸기 때문에 인체는 단백질을 효과적으로 이용할 수가 없습니다. 또한 비타민 D·E·K·B12와 칼슘·마그네슘·구리·철분·아연 등의 미네랄 결핍을 초래합니다. 또한 이 식품의 고농도 망간은 화학조미료인 글루탐산나트륨(MSG)과 마찬가지로 뇌의 특정한 부위에 대해 독성을 나타낸다고 합니다.

매주 한두 번의 소고기 단백질을 섭취하는 사람과 매일 분리대두단백질을 섭취하는 사람 중, 어느 쪽의 단백질이 건강에 좋다고 말할 수 있을까요? 다시 한 번 생각해봐야 할 점입니다.

하루에 필요한 단백질의 양은?

단백질을 가장 많이 필요로 하는 갓난아기는 모유만을 먹으며 무럭무럭 성장해 가는데도 그들이 먹는 모유에 함유된 단백질은 총 칼로리의 5~7퍼센트에 불과합니다. 이처럼 인체가 하루에 필요로 하는 단백질은 매우 적은 양인데도 현대인들은 하루에 필요한 적정량 이상으로 단백질을 섭취하고 있습니다.

세계보건기구에서는 지나친 단백질 섭취는 인체에 해롭다는 것을 인식하고, 하루의 단백질 소요량을 총 칼로리의 10퍼센트로 규정하고 있습니다. 만약 평균적으로 2,000~2,500킬로칼로리를 섭취하는 성인을 대상으로 해 계산하면, 하루에 필요한 단백질은 50~62.5그램이 됩니다. 이해를 돕기 위해 구체적으로 언급하면, 단백질 1그램은 4킬로칼로리의 에너지를 생산하므로 50그램 × 4 = 200킬로칼로리, 62.5그램 × 4 = 250킬로칼로리가 됩니다.

세계보건기구의 권장량은 2,000~2,500킬로칼로리를 소비하는 사람의 경우, 평균 섭취량은 50~62.5그램이므로 인체의 하루 소요량 23그램 정도를 두 배나 초과합니다. 그 절반만 섭취해도 필요량을 충족하고도 남습니다.

사실, 인체는 수명이 다 돼 폐기되는 세포의 단백질 노폐물 70퍼센트 정도를 재활용하는 시스템이 갖춰져 있으므로 섭취해야 할 양은 더욱 줄어듭니다. 23개의 과일만 담아야 할 광주리에 50~60개의 과일을 담을 수는 없습니다. 이와 같은 사실을 무시하고 필요 이상으로 과다 섭취한 단백질은 자연히 우리 몸에 저장돼 비만과 기타 질환으로 이어집니다.

또 하나 중요한 사실은 동물성 단백질을 섭취해도 그것이 곧바로 우리 인체가 필요로 하는 단백질이 되는 것은 아니라는 것입니다. 입을 통해 들어온 동물성 단백질을 소화하기 위해서는 소화에 필요한 효소를 많이 분비해야 합니다. 그런데 적정량 이상의 동물성 단백질이 들어오면 위장과 췌장은 소화효소 분비에 필요 이상의 에너지를 소비한 탓에 지쳐버립니다. 이어서 소장으로 옮겨진 단백질은 그곳에서 또다시 흡수될 수 있을 정도의 아미노산 수준까지, 즉 바둑알처럼 낱개로 분해돼야 하는데, 그곳에서도 역시 많은 에너지가 필요합니다.

인체가 필요로 하는 아미노산은 25종류인데, 16종류는 인체 내에서 합성되고, 9종류의 필수 아미노산은 음식을 통해 섭취해야 합니다. 말·코끼리·들소·기린과 같은 초식동물은 식물성 음식, 사자·호랑이·하이에나·표범과 같은 육식동물은 식물성 음식을 섭취한 동물을 포식함으로써 단백질을 섭취해 아미노산 수준으로까지 분해·흡수해 신체에 필요한 단백질로 다시 만듭니다.

육식동물은 치아 구조가 뾰족해 생고기를 찢어 삼키게 돼 있고, 입안에서는 강력한 산성 물질이 분비돼 입안으로 들어온 음식이 곧바로 소화되게 돼 있습니다. 하지만 사람은 잡식성 동물이 아닌 초식성 동물로 살아가도록 신체가 구성돼 있다는 점이 수많은 학자에 의해 속속 밝혀지고 있습니다.

눈에 보이는 사실로는 사람의 치아 구조는 말이나 소처럼 곡식을 비롯한 씨앗 종류를 부수어 으깨기 위한 치아가 20개, 과일이나 채소를 베어 먹기 위한 앞니가 8개, 끊어 먹기 위한 송곳니가 4개로 구성돼 있습니다. 그리고 입안에서 분비되는 물질이 약산성이므로 오랫동안 씹어 아밀라아제 효소가 풍부한 침과 함께 섭취하게 돼 있습니다.

눈에 보이지 않는 사실로는 식이섬유를 비롯한 비타민과 미네랄 및 항산화 물질이 풍부한 식물성 음식을 섭취해야만 소장의 끝부분과 대장에 서식하는 유산균과 비피두스균 덕분에 우울증, 불면증, 정신질환, 더욱이 여성들의 가장 큰 고민거리인 변비까지 모두 개선된다는 점입니다.

송충이는 솔잎, 벌은 꿀, 어린 송아지는 우유, 사자와 호랑이를 비롯한 육식동물은 생고기, 코끼리·하마·기린·말·소와 같은 초식동물은 풀을 먹으며 살아가도록 설계돼 있습니다. 이것이 자연의 섭리입니다.

가장 좋은 예로는 풀을 먹으며 살아가는 '소'가 있습니다. 인간은 그들을 좁은 공간에 가둬두고, 풀이 아닌 인공 사료에 도축장에서 버리는 가축들의 내장과 노쇠해 죽은 젖소들을 분해한 쓰레기 같은 것들을 섞어 사육해 광우병이 발생하는 사태를 맞기도 했습니다. 자연의 섭리를 무시하고, 신체에 적합하지 않은 음식을 섭취하면 반드시 대가를 치르게 돼 있습니다.

오랫동안 고기를 먹어온 탓에 가끔은 먹고 싶을 때가 있으며, 손님을 접대할 때 부득이 먹지 않으면 안 되는 상황에서는 두세 점 정도 먹을 것을 권합니다. 이러한 경우에는 알칼리성 식품인 채소를 고기의 10배 이상 먹어야만 산성 식품인 고기의 폐해로부터 신체를 보호할 수 있다는 점을 기억해두기 바랍니다.

어떤 단백질을 섭취해야 하는가?

동물성 단백질을 좋아하는 사람들이 주장하는 이유 중 하나가, 동물성 식품에는 필수 아미노산이 모두 갖춰져 있지만, 식물성 식품에는 필수 아미노산이 부족하다는 점을 지적합니다. 이것은 사실입니다.

앞서 언급한 고기에 함유된 '칼슘'과 '인'의 비율이 1:73인데 비해 생선은 약 1:6의 비율로, 골다공증의 염려가 적으므로 홀리스틱 영양학에서는 자연 건강법을 실천하고자 하는 분들에게 가능하면 육류보다 생선회를 즐겨 드실 것을 권하고 있습니다. 그리고 만약 생선회를 좋아하지 않는 경우에는 생선을 불에 굽지 말고, 다른 방법으로 조리해 섭취할 것을 권합니다.

최근 우리 인체에 가장 적합한 단백질은 역시 식물성 단백질임이 속속 밝혀지고 있습니다. 식이섬유가 전혀 없는 동물성 단백질을 과다 섭취하면 여러 가지 문제점이 발생하지만, 식이섬유를 비롯한 비타민·미네랄·항산화 물질이 풍부한 식물성 식품에는 인체가 필요로 하는 단백질도 알맞게 함유돼 있어 전혀 문제가 발생하지 않는다는 점입니다.

우리가 섭취하는 음식 중에서 발아현미가 전체 식품의 30~40퍼센트, 콩을 비롯한 씨앗 및 잡곡 종류가 20퍼센트로 해 주식이 50~60퍼센트가 되게 하고, 나머지 40~50퍼센트 중에서 채소와 해조류가 30~40퍼센트, 어패류가 10퍼센트 정도의 비율로 해 먹으면 단백질을 비롯한 탄수화물과 지방 영양소도 대부분 해결됩니다.

발아현미에 콩을 포함한 잡곡을 혼합하면 필수 아미노산 부족도 저절로 해결됩니다. 하지만 빵을 주식으로 하면 필수 아미노산 부족은 해결되지 않아 대량의 콩을 섭취해야만 합니다.

콩 식품에는 소화와 흡수가 잘 되지 않는 단점이 있지만, 콩을 2일 동안 물에 불리면 효소 저해제인 독성 물질이 없어지고, 싹이 움트면서 새로운 영양소가 더욱 풍부해져 동물성 단백질과는 비교가 안 될 정도로 훌륭한 식품으로 변합니다.

콩(대두)에는 탄수화물이 약 28퍼센트, 지방이 약 19퍼센트, 단백질이 약 35퍼센트, 식이섬유가 약 17퍼센트, 각종 비타민과 미네랄이 골고루 함유된 완전식품이라고 할 수 있습니다.

특히 홀리스틱 영양학에서는 콩에 대해 "갱년기 여성과 성장기의 어린이들에게는 이보다 더 좋은 단백질은 없다고 해도 과언이 아니다"라고 알려주고 있습니다. 그리고 된장·청국장·낫토와 같은 콩 발효 식품에는 단백질분해효소, 지방분해효소, 탄수화물분해효소가 다량 함유돼 있어 영양성분의 흡수가 빠릅니다.

발효된 콩 식품(두부, 된장, 청국장, 낫토)에 존재하는 항산화 물질 '이소플라본(Isoflavones)'은 여성 호르몬 '에스트로겐'과 거의 비슷한 구조로 돼 있어 일부는 여성 호르몬과 같은 역할을 하는 것으로 알려져 있는데, 특히 다음과 같은 효과가 인정되고 있습니다.

- 통풍 개선
- 냉증 개선
- 골다공증 예방

- 피부의 탄력성 유지
- 갱년기장애 증상 완화
- 유방암, 자궁암 억제 효과
- 악성 활성산소 제거 역할
- 악성 LDL 콜레스테롤 감소
- 혈관의 탄력성 유지로 동맥경화·뇌졸중·심근경색 등 혈관 계통의 질환 예방

위의 사실들은 미국 국립암연구소를 비롯해 독일, 일본 등의 국가에서 행한 연구에서도 밝혀졌는데, 유방암을 경험한 사람들조차 콩 식품을 섭취하면 재발 위험성이 줄어들고, 어린 시절에 콩 식품을 많이 섭취한 여성에게서는 유방암 발병 확률이 매우 낮다는 것이 확인됐습니다.

콩에 존재하는 식물성 에스트로겐은 몸속의 호르몬 균형 조절을 하는 것으로 확인됐는데, 몸속의 여성 호르몬이 과잉일 경우에는 그 작용을 억제하고, 반대로 부족한 경우에는 그 작용을 촉진합니다. 그러므로 나이가 들수록 남성 호르몬보다 여성 호르몬이 더 많이 분비되는 남성과, 여성 호르몬보다 남성 호르몬이 더 많이 분비되는 여성에게도 매우 유익하다는 것입니다.

그런데 유의해야 할 점은 천연 콩 식품을 통해 섭취할 경우에는 부작용이 없지만, 인공적으로 합성한 영양제에는 부작용이 발생한

다는 것이 밝혀졌으므로 과잉 섭취하지 않는 것이 좋습니다.

또한 청국장과 낫토에 함유된 단백질은 이미 아미노산 수준으로 분해돼 있어서, 콩 알레르기가 있는 사람도 섭취할 수 있습니다. 요즘에는 냄새 없는 청국장과 낫토도 개발돼 있으며, 가정집에서도 손쉽게 냄새 없는 청국장과 낫토를 만들 수 있는 기구들이 나와 있습니다.

그리고 식사 후에는 아몬드를 비롯한 땅콩·호두·호박씨·잣과 같은 씨앗 종류를 적당히 먹으면, 단백질과 지방뿐만 아니라 다량의 항산화 물질까지도 섭취하는 데 도움이 돼 일석삼조의 효과를 거둘 수 있습니다.

식물성 단백질이 가장 많이 함유된 식품은 귀하거나 값이 비싼 식품이 아니라 우리 주변에서 가장 흔하며 값이 쌉니다. 단백질 함유량은 국가와 지역에 따라 약간 다르기는 하지만, 순위대로 열거하면 다음과 같습니다(단위: 100그램당).

- 콩류 : 콩가루 35.5퍼센트, 대두콩 35.3퍼센트, 팥 20.3퍼센트, 풋콩 11.5퍼센트, 잠두콩 10.5퍼센트, 팥소 9.8퍼센트, 삶은 완두콩 9.2퍼센트, 강낭콩 6.7퍼센트, 콩비지 4.8퍼센트, 두유 3.6퍼센트 등이 있습니다.

- 씨앗류 : 땅콩 26.5퍼센트, 참깨 20.3퍼센트, 아몬드 19.2퍼센트, 피스타치오 17.4퍼센트, 호두 14.6퍼센트, 잣 14.6퍼센트, 밤 4.9퍼센트,

은행 4.1퍼센트 등이 있습니다.

- 해조류 : 김 41.4퍼센트, 갈파래 22.1퍼센트, 청파래 18.1퍼센트, 미역 13~18퍼센트, 다시마 16.9퍼센트, 톳 10.6퍼센트, 다시마 8.0퍼센트 등이 있습니다.

- 버섯류 : 마른표고버섯 19.35퍼센트, 목이버섯 7.9퍼센트, 양송이버섯 3.8퍼센트, 표고버섯 3.0퍼센트, 팽이버섯 2.7퍼센트, 송이버섯 2.0퍼센트 등이 있습니다.

- 채소류 : 고추 14.7퍼센트, 박고지 7.1퍼센트, 마늘 6.0퍼센트, 무말랭이 5.7퍼센트, 그린피스 5.6퍼센트, 변종 양배추 5.3퍼센트, 유채 4.7퍼센트, 파슬리 3.7퍼센트, 죽순 3.5퍼센트, 브로콜리 3.5퍼센트, 콩나물 2.9퍼센트, 쑥갓 2.7퍼센트, 부추 2.6퍼센트, 시금치 2.6퍼센트, 순무 2.3퍼센트, 무 2.2퍼센트, 미나리 2.1퍼센트, 서양호박 1.6퍼센트 등이 있습니다.

4부

올바른
자연 건강법
실천

올바른 식사를 하고 있다면, 약은 필요 없다

- 인도 전통의학, 아유르베다 -

01

건강에 관한
올바른 정보를 얻으려면?

우리는 각종 매스컴과 인터넷의 발달로 인해 온갖 정보가 난무하는 바다에서 헤엄치며 살고 있습니다. 그 수많은 정보 중에는 우리 건강과 관련된 매우 유익한 것도 있지만, 오히려 건강을 해치는 것도 많다는 점에 유의해야 합니다. 이처럼 수많은 정보 중에서 어떤 정보를 선택해야 우리의 건강에 도움이 될지 고민할 때가 한두 번이 아니므로 자연 건강법을 실천하는 데는 무엇보다 현명한 판단력이 요구됩니다.

어떤 학자는 탄수화물을 대폭 줄이고 고기를 많이 먹어야 한다고 주장하는 반면, 어떤 학자는 식사에서 동물성 고기가 10퍼센트를 초과하면 발암성 위험도가 높아진다고 하면서 임상 사례와 각종 데이터를 제시합니다.

영양학을 전공하지 않은 사람들과 과거의 영양학에만 집착하는 학자들은 칼슘 섭취에는 우유보다 더 좋은 것이 없다고 권하고 있는 반면, 21세기 최첨단 홀리스틱 영양학을 공부한 사람들은 우유는 마실수록 골다공증과 암을 유발한다고 하면서 임상 사례와 각종 데이터를 제시합니다.

양쪽 모두의 주장에는 일리가 있습니다. 하지만 이러한 상반된 주장에 어떻게 하면 분별력을 발휘해 그들의 주장에 휘둘리지 않고 우리의 건강을 지켜낼 수 있을까요? 건강과 관련된 정보를 받아들일 때는 다음 사항을 기억해두면 많은 도움이 됩니다.

◎ 식품업계는 자신들에게 유리한 정보만 제공한다

각종 식료품 및 영양제를 비롯한 건강보조식품을 생산·판매하는 회사는 판매량을 늘리기 위해, 자신들에게 불리한 정보는 숨기고 유리한 정보만 제공하고 있습니다. 커피, 설탕, 우유, 유제품을 비롯한 모든 가공 식품도 마찬가지입니다. 이러한 사실을 전혀 모르는 소비자는 어느 쪽 정보를 먼저 접하는지에 따라 판단이 달라집니다.

◎ 각종 매스컴의 정보는 광고주 편에서 제공한다

최신 영양학을 공부하지 않은 사람이 흰색 가운을 입고 TV에 나와 전문가인 척하면서 영양에 관해 언급하거나 특정 내용이 신문에 실리면, 그날부터 2, 3일 동안 TV나 신문에는 관련 제품이 홍수처럼 소개되는 경우가 많습니다. 매스컴은 광고주가 지급하는 광고료로 운영하는 일종의 PR 회사이므로 광고주 편에서 유리한 정보만 제공하고 그들에게 불리한 정보는 제공하지 않는 경향이 있습니다.

◉ 매스컴은 자극적인 뉴스만을 보도하려고 한다

식물성 식품의 천연 비타민 A와 E는 암 예방에 매우 효과적인 영양소입니다. 하지만 인공적으로 합성한 비타민을 다량 섭취하면 부작용이 나타나는 데도 지속적으로 섭취해도 전혀 문제가 없는 것처럼 뉴스거리로 만들어 제공하고 있습니다.

◉ 공인된 단체의 정보나 지침도 결코 공정한 것은 아니다

예를 들어, 미국영양사협회(ADA)는 '설탕은 과다 섭취하지 않으면 괜찮다. 모든 식품은 우리 인체에 영양을 공급한다'는 내용의 지침을 제공합니다. 설탕 업계의 편에 서서 이러한 엉뚱한 정보나 지침을 제시하면 영양에 관해 전문 지식이 없는 소비자는 그 정보를 순수하게 받아들이게 마련입니다.

◉ 최신 영양학은 하루가 다르게 발전하고 있다

어제까지만 해도 옳다고 받아들이고 있던 정보가 오늘은 그 정보가 옳지 않다고 뒤집히는 사례가 비일비재합니다. 예를 들면, 칼슘이 많이 존재하는 우유가 사람이 마실수록 골다공증을 비롯해 각종 암을 유발하는 데 일조하고 있다는 점이 밝혀졌는데도 새로운 지식은 받아들이지 않고 과거의 지식에만 매달리는 사람들이 많습니다.

◎ 새로운 지식이 교육 현장에 반영되고 있지 않다

21세기에 접어들어 새로운 지식이 잇달아 발표되는 데도 대부분의 교육 현장에서는 제대로 반영되지 않고 30~40년 전의 칼로리 계산에만 치중하는 기초 영양학과 영양제 역할만을 강조하는 분자 영양학 위주로 지식을 제공하고 있습니다.

◎ 수많은 식품 첨가물이 포장지에 제대로 표시돼 있지 않다

대부분의 식품 포장지에는 그 내용물과 첨가물을 일목요연하게 표시하도록 지침이 정해져 있습니다. 내용물 표시는 가장 많이 함유된 것부터 시작해 적은 양의 순서로 표시합니다. 하지만 아주 적은 양일 경우에는 얼마큼 함유돼 있는지 알 수 없습니다. 미량의 첨가물일 경우에는 특히 그렇습니다.

◎ '○○병에는 ○○ 건강식품이 좋다'는 말에 속으면 안 된다

대부분의 암은 여러 가지 복합적인 요소에 의해 발병하는데, 특히 스트레스, 환경, 부정적인 생각, 잘못된 식생활과 생활습관 등이 복합적으로 작용해 발병합니다. 이러한 요인들을 하나하나 제거하거나 개선하면서 치유해야 하는데, '어떤 특정한 건강식품이 암에 좋다'고 해서 그것에만 매달리면 건강식품업자에게 휘둘리는 것입니다.

02
우리 집 주방에서부터
시작되는 자연 건강법

조리 온도가 높을수록 발암성 물질이 발생한다

음식을 즐기는 대부분 사람은 음식의 맛과 칼로리에는 신경을 쓰지만, 조리 온도에 신경을 쓰는 사람은 거의 없다고 해도 과언이 아닙니다.

튀김 요리, 직불구이, 로스구이, 오븐구이처럼 고온의 불에 굽거나 기름에 튀기거나 볶는 음식의 조리 온도가 건강에 막대한 영향을 미친다는 말을 들어본 적이 있습니까? 대부분 고개를 갸우뚱하시겠죠!

비록 아무리 좋은 발아현미밥에 영양가가 풍부한 음식을 섭취해도 조리 온도에 신경을 쓰지 않으면 신체의 가장 기본 단위인 세포가 주기적으로 교체될 때 건강한 세포로 태어날 수 없습니다.

그 이유는 식품을 조리할 때, 섭씨 120도를 초과하면 각종 식품 속의 다양한 성분이 화학 반응을 일으켜, 많은 영양가가 파괴될 뿐만 아니라 예상 밖의 해로운 발암성 유발 물질이 발생해 새로 생겨나는 세포에 악영향을 미치기 때문입니다.

우리가 가장 중요시하는 3대 영양소인 단백질(아미노산), 지방(기름), 탄수화물(당질)을 고온으로 조리하면 각각 유해물질이 발생해 '믿는 도끼에 발등 찍힌다'라는 말처럼 우리의 건강을 지켜준다고 믿고 있던 영양소가 우리의 건강을 해치는 셈이 됩니다.

고온으로 조리하면 종말당화산물(終末糖化産物, AGE), 즉 아크릴아마이드[12], 헤테로사이클릭아민(HCA), 다환방향족탄화수소(多環芳香族炭化水素, PAH), 과산화지질(過酸化脂質) 등 이제까지 한 번도 들어본 적이 없는 복잡한 이름의 물질들이 발생하는데, 이들은 모두 인체에 악영향을 미치는 유해한 물질입니다.

이 중에서 아크릴아마이드, HCA, PAH는 강력한 발암성 역할을 하는 물질이며, 과산화지질은 인체의 가장 기본 단위인 세포의 노화(산화)를 촉진하는 것으로 알려져 있습니다. 이러한 유해물질을 방지하기 위해서는 튀김 요리, 볶음 요리, 직불구이 요리, 숯불구이 요리,

---

12) '아크릴아마이드(Acrylamide)'는 '아크릴아미드'라고도 합니다.

전기오븐 요리, 전자레인지 요리에 편중된 식사를 하지 않도록 주의해야 할 필요가 있습니다.

예를 들어, 단백질과 당질이 함유된 빵이나 양파 등의 식자재를 고온으로 가열하면 갈색으로 변하는데, 이때 발생하는 것이 종말당화산물(終末糖化産物, AGE)[13]입니다. 이 물질이 강력하게 노화를 촉진한다는 사실이 전 세계의 많은 학자들에 의해 밝혀졌습니다.

당화물질(AGE)은 1912년에 프랑스의 '루이 카뮈 메랄'에 의해 발견됐지만, 화제가 된 것은 1999년 스웨덴에서의 '아크릴아마이드에 관한 공동연구'에서의 발표입니다. 스웨덴의 스톡홀름대학교에서는 감자를 기름에 튀겨 만든 '감자칩'과 '감자튀김'에는 수증기로 찐 감자와는 비교가 되지 않을 정도로 많은 양의 '아크릴아마이드'가 존재한다는 것을 확인했습니다. 미국, 영국, 캐나다, 노르웨이, 스위스 등도 자체 조사에 착수했는데, 역시 스웨덴의 발표가 옳다는 것을 재확인했습니다. 그리고 종말당화산물은 20여 종류가 발견됐는데, 그중에서 '아크릴아마이드'는 강력한 발암성이 있다고 결론지었습니다.

미국의 마운트사이나이 의과대학의 논문 '일반적으로 소비되는 식품 속의 종말당화산물(2005년)'을 참고해 작성한 자료가 『가족 모두가 질병에 걸리지 않는 먹는 방법 사전(家族みんなが病気にならない食べ方事典)』(2013년 출판)에는 다음과 같이 정리돼 있습니다.

---

13) '당화물질(糖化物質)' 또는 '변성단백질(變性蛋白質)'이라고도 합니다.

건강 서적 100권, 한번에 읽기

닭가슴살 90그램을 섭씨 100도로 조리한 경우의 당화물질(AGE)을 1,000KU로 상정하면,

- 섭씨 177도의 로스구이는 4,300
- 섭씨 225도의 직불구이는 5,250
- 섭씨 180도의 튀김구이는 6,700
- 섭씨 230도의 오븐구이는 9,000

그리고 일본 국립의약품식품위생연구소가 조사·발표한 다음 보고서를 보면, '아크릴아마이드'의 함유량은 식품의 재료와 조리 온도에 따라 다릅니다(단위: 마이크로그램).

- 감자칩 3,544~467
- 가린토[14] 1,895~84
- 튀김감자 784~512
- 옥수수스낵 과자 535~117
- 비스킷 302~53
- 커피 231~151

2018년 3월 30일 국내 각 매스컴에서는 미국 캘리포니아주 로스

---

14) 일본 과자 중 하나로, 설탕을 넣은 밀가루 반죽을 우리나라의 떡볶이 재료처럼 길게 잘라 기름에 튀긴 후 다시 설탕을 묻힌 과자

앤젤레스카운티 고등법원이 3월 29일 "모든 커피에는 '발암 경고' 표시를 의무화해야 한다"는 판결을 내렸다는 뉴스를 전했습니다. 캘리포니아주는 이러한 판결이 나기 30여 년 전인 1986년에 이미 법률로, 발암물질로 알려진 물질이 포함된 음료를 판매할 때는 사전에 고객들이 알 수 있게 고지하도록 정했습니다. 그래서 발암성 유발물질 '아크릴아마이드'가 1990년부터 이 목록에 발암물질로 등재됐고, 2011년에는 남성의 생식장애와 발달장애를 유발할 수 있다는 경고도 추가된 상태에서 나온 판결이기 때문에 많은 사람이 주목하였습니다.

홀리스틱 영양학에서는 위와 같은 이유로 가능하면 날것으로 조리해 먹을 것을 적극적으로 권장하고 있습니다. 식재료에 열을 가해 조리하면 다음과 같은 순서로 영양가가 점점 더 많이 파괴되므로 어떤 방법으로 조리하는 것이 가장 현명한 방법인지 생각해봐야 합니다.

날것으로 먹을 수 있도록 조리하는 것 → 수분 없이 볶는 것 → 수증기로 찌는 것 → 살짝 데치는 것 → 끓이거나 졸이는 것 → 전자레인지나 오븐으로 조리하는 것

가열 조리는 가장 소중한 효소를 파괴한다

지구상의 야생 동물들은 수명을 다할 때까지 질병을 앓는 일 없이 살고 있는데, 사람과 사람의 영향력 아래 있는 애완동물 및 가축들만이 각종 질병에 시달리며 살다가 죽습니다.

사람이 입으로 섭취하는 천연의 모든 곡식과 고기, 생선, 과일, 채소에는 외부 힘에 의존하지 않고도 스스로 소화시키는 '소화효소', 즉 '식이효소(먹거리 효소)'가 함유돼 있습니다. 하지만 가열해 조리한 음식은 모든 효소가 활력을 잃어 생명력이 없는 '죽은 음식'으로 변합니다.

모든 건축물은 설계도에 따라 각종 건축자재로 조립하거나 건축하는데, 각 분야의 기술자가 없으면 건축공사가 불가능합니다. 사람의 몸도 음식(단백질, 지방, 탄수화물)이라는 식자재로 구성돼 있는데, 이는 기술자 역할을 하는 수만 종류의 효소 덕분입니다.

매우 귀중한 역할을 하는 수많은 효소는 뜨거운 열에 무척 약합니다. 섭씨 48도부터 약해지기 시작해 55도 이상에 장시간 노출되면 모두 활력을 잃어버립니다. 불로 익힌 음식은 모두 소화제 역할을 하는 소화효소가 없어진 것이나 마찬가지이기 때문에 음식을 섭취해도 스스로 소화시킬 능력이 없습니다.

예를 들어, 생밤이나 생고구마는 먹기에는 딱딱하지만 잘 씹어 삼키면 얼마 지나지 않아 금방 소화됩니다. 그러나 굽거나 삶아 먹으면 오랫동안 뱃속이 더부룩해 소화제를 찾습니다. 이럴 때 김치와 함께 먹으면 소화가 잘되는 것은 김치에 소화제 역할을 하는 살아 있는 효소가 듬뿍 들어 있기 때문입니다.

우리가 섭취한 음식을 소화시키기 위해서는 우리 몸에 저장된 효소를 꺼내 활용해야 합니다. 하지만 이 효소가 우리 몸에서 무한정 생산되는 것이 아닙니다. 은행의 예금은 저축하지 않고 찾아 쓰기만 하면 금방 고갈돼 버리는 것처럼 사람도 잘못된 식생활로 인해 효소를 마구 꺼내 쓰기만 하면, 점점 고갈되다가 언젠가는 바닥이 드러남과 동시에 우리의 생명은 끝나고 맙니다.

이처럼 매우 귀중한 존재의 효소가 불에 의해 모두 사멸돼 버린다는 것은 참으로 안타까운 일입니다. 그러므로 효소가 듬뿍 들어 있는 음식, 즉 제철 과일을 많이 섭취하고 채소 및 해조류도 가능하면 날것으로 조리해 먹는 법을 강구하는 것이야말로 참으로 지혜로운 방법이라고 할 수 있습니다. 또 효소가 많은 식품은 된장·고추장·젓갈과 같은 발효 식품이 있습니다. 된장과 고추장도 역시 생된장과 생고추장으로 활용할 수 있다면, 이보다 더 좋은 발효 식품은 없습니다. 생선도 익혀 먹는 것보다는 효소가 살아 있는 '회'로 먹으면 소화와 흡수가 훨씬 잘돼 몸에 좋습니다(효소에 관한 더 자세한 내용은 '효소 영양학은 무병장수의 지름길'에서 설명하겠습니다).

전자레인지는 대부분의 영양소를 파괴한다

음식을 데우는 데 사용하는 '전자레인지'는 주방에 없어서는 안 되는 매우 편리한 도구지만, 우리 신체의 면역력을 떨어뜨리는 조리 기구 중 하나라고 생각합니다.

전자레인지는 식품 속에 함유된 영양소를 대부분 파괴할 뿐만 아니라 우리 인체의 세포 차원에 손상을 주며, 그 누적된 영향으로 인해 혈액의 질 저하(콜레스테롤 수치 상승, 헤모글로빈 수치 감소, 적혈구의 대폭 감소, 백혈구 수치의 상승 등), 면역력 저하, 암세포 형성, 뇌신경장애, 호르몬 균형 붕괴에 일조하는 조리 기구라고 할 수 있습니다.

전자레인지로 조리한 채소는 항산화(抗酸化) 작용을 하는 피토케미컬이 97퍼센트나 상실됩니다. 채소를 삶거나 데친 경우에는 66퍼센트, 압력솥에서는 47퍼센트, 수증기로 찐 경우에는 11퍼센트밖에 상실되지 않는다는 점을 고려하면, 전자레인지의 폐해가 어느 정도인지 가늠할 수 있습니다.

전자레인지의 전자파는 식품 속에 '방사성 합성 화합물 생성'이라는 자연계에서는 발견할 수 없는 이상하고 새로운 핵융합 물질을 만들어냅니다. 이와 같은 이상한 물질이 우리의 세포 유전자에 어떤 영향을 미치는지, 우리의 후손들에게는 어떤 영향을 미칠지는 아직 아무도 모릅니다.

또한 식품 분자 구조에 현저한 변화를 일으키기 때문에 식품에 함유된 비타민 B군·C·E, 필수미네랄, 필수지방산 등의 영양가치도 60~90퍼센트 저하됩니다. 더욱이 신선 식품 속에 함유된 효소의 활력이 완전히 상실돼 버리기 때문에 비록 비타민과 미네랄이 존재하더라도 우리 몸은 이러한 것들을 영양소로써 이용할 수 없어 발암성 활성산소도 대량으로 형성합니다.

그리고 랩이나 종이접시에서도 발암성 유해물질이 방출돼 식품에 혼입되며, 물 분자 구조가 바뀌어 버리기 때문에 우리 몸에 맞지 않는 수분을 섭취합니다. 이처럼 분자 구조가 바뀌어 버린 물로는 곡식을 발아시키지 못한다고 합니다. 또한 하등 동물들은 전자레인지로 데운 물을 마시지 않는다고 합니다. 본능적으로 자신들에게 좋지 않다는 것을 알고 있기 때문이겠죠.

과거 러시아를 중심으로 한 소비에트 연방에서는 전자레인지의 폐해가 너무나 심각하다는 점을 알고, 1976년에 법으로 전자레인지 사용을 금지했습니다. 그 밖의 여러 나라에서도 많은 학자가 전자레인지가 일으키는 폐해에 관해 인체실험을 하는 것 같은데, 그 폐해에 관해서는 올바른 정보를 소비자들에게 제공해주지 않고 있는 상황입니다.

전자레인지의 편리성과 우리 가족의 건강 중에서 어느 쪽을 우선시해야 좋을 것인지, 자연 건강법을 추구하는 사람들은 심각하게 고려해봐야 한다고 생각합니다.

원적외선이 방사되는 그릇을 활용한다

자연 건강법을 실천하고자 할 경우, 저는 원적외선을 잘 활용하는 것이야말로 지혜로운 방법이라고 확신합니다. 모든 물체는 반드시 파동이 발생합니다. 사람이나 하등 동물의 생체에서도 장기에 따라 다양한 파동이 발생하지만, 뼈에서는 원적외선이 방출되고 있습니다.

TV에서 방영되는 '동물의 왕국'을 보면, 가끔 사자나 호랑이가 맨땅이나 바위 위에서 낮잠을 자는 장면을 자주 목격할 수 있습니다. 푹신푹신한 풀밭보다 그곳을 좋아하는 이유는 바로 원적외선 때문입니다.

많은 짐승은 자신들의 영역을 지키기 위해 목숨을 걸고 투쟁합니다. 사자나 호랑이도 자신들의 영역을 지키기 위해 사투를 벌이는 과정에서 상처를 입고, 심지어 목숨까지 잃습니다. 다친 동물은 따뜻한 바위나 흙 위에서, 상처가 치유될 때까지 아무것도 먹지 않고 조용히 드러누워 있습니다. 이러한 행위는 바로 자신의 몸에서 발생하는 원적외선과 바위나 흙에서 발생하는 원적외선과의 공명(共鳴) 현상을 잘 활용해 치유하는 매우 지혜로운 방법입니다.

태양광 속에 존재하는 원적외선에 관한 장점 몇 가지를 나열하면 다음과 같습니다.

- 생체의 노폐물을 분해해 배출함
- 말초혈관을 확장해 혈액순환을 도움

- 생체 내에 음이온(마이너스이온)을 증가시킴
- 세포를 활성화시켜 염증과 상처를 빨리 치유함
- 물 분자의 클러스터를 세분화해 맛있는 물이 되게 함

흙으로 빚어 만든 질그릇 뚝배기에 열이 가해지면, 원적외선이 발생하고 된장국의 물 분자가 더욱 세분화돼 식자재의 영양소를 많이 추출하므로 영양가가 풍부한 매우 맛있는 국물이 됩니다. 아울러 음이온으로 가득한 된장국은 몸의 노폐물 배출과 혈액순환에도 많은 도움을 주는 여러 가지 효능이 있습니다.

해마다 6월이 되면 많은 가정에서 가을철에 매실의 엑기스를 추출하기 위해 플라스틱 용기나 독에 매실을 설탕과 함께 담급니다. 그리고 100일 정도 지난 9월에 매실 엑기스를 수확하는데, 플라스틱 용기에 담근 것과 뜨거운 햇볕에 노출돼 원적외선 효과로 음이온이 가득한 독에 담근 것의 맛을 비교해보면 음이온의 효과를 확인할 수 있습니다.

신선한 과일과 채소처럼 우리 생체에 활기를 불어 넣어주는 음이온이 가득한 된장국과, 질그릇으로 된 독에 담근 매실 엑기스를 섭취할 수 있다는 것은 자연 건강법을 실천하는 사람들에게 자연이 주는 또 하나의 축복임이 틀림없습니다.

음식 맛은 물에 달려 있다

수돗물에는 세균 번식을 막기 위해 염소(鹽素)라는 화학 물질이 포함돼 있습니다. 염소가 든 물로 쌀이나 채소를 씻으면 비타민 B_1을 비롯해 몇 가지 영양소가 파괴되므로 수돗물에 채소나 과일을 오랫동안 담가두지 않는 것도 현명한 방법입니다.

똑같은 장소에서 채취한 해삼을 물에 넣어 삶은 경우, 어떤 물에 삶으면 졸깃졸깃한 식감이 느껴지지만, 또 다른 물에 삶으면 흐물흐물해 식감이 전혀 느껴지지 않는 경우가 있습니다. 이는 해삼의 질이 아니라 해삼을 삶는 물 때문입니다.

대부분의 가정이나 사무실에는 정수기가 설치돼 있는데, 정수기를 통과한 물은 정수기의 기능에 따라 물맛과 성질이 다를 뿐만 아니라 인체에 미네랄을 공급하기도 하고 빼앗아 가기도 합니다. 정수기에는 대개 두 종류, 즉 모든 미네랄과 오염 물질을 완벽하게 제거해 버리는 '역삼투압(逆滲透壓) 정수기'와 미네랄은 통과시키되 오염 물질만 제거하는 '중공사막(中空絲膜) 정수기'가 있습니다.

미네랄이 완전히 제거돼 산성화된 물은 화학실험이나 반도체 및 최첨단 공법의 공장에 사용하는 순수(純粹)한 물, 즉 순수한 증류수가 돼 버린 것입니다. 이러한 물에 관해 일본의 생명의 물 연구소 대표, '고하네다 다케오'는 "미네랄이 없는 순수한 물은 여러 가지 물질을 녹여 물 분자 속으로 빨아들이는 기능이 있기 때문에 순수한 물을 마시면 인체에 미네랄을 공급해주는 것이 아니라 반대로 미네랄을 탈취당하고 만다"라고 했습니다.

유럽 같은 경수(硬水) 지역에 살기 때문에 불필요한 미네랄이 몸에 많이 축적된 사람들에게는 순수한 물이 적합할지 모르지만, 우리나라처럼 연수(軟水) 지역에 살며 자연 건강법을 추구하는 사람들은 다시 한 번 재고해봐야 한다고 생각합니다.

물을 사서 마셔야 할 경우에는 가능하면 체액의 수소이온농도(pH) 7.35~7.45에 가까운 7.0~7.5의 약(弱)알칼리성 물을 구입하는 것이 건강에 좋습니다. 시중의 생수 중에서는 6.0~6.9의 물도 있으므로 라벨을 주의깊이 살펴보고 구입하는 것도 지혜로운 방법입니다. 6.0~6.9의 물은 산성(酸性) 쪽으로 기울어진 물이므로 장기적으로 마실 경우에는 건강에 좋지 않습니다.

그리고 물김치나 동치미를 담글 때 사용하는 물로는 정수기 물 대신 맛있는 생수, 즉 물 분자가 세분화돼 목으로 넘어가는 느낌이 부드러운 생수로 담그면 더욱 맛이 있습니다.

화학조미료 때문에 뇌세포가 자살한다

식품을 가공할 때 소비자의 입맛을 당기게 할 목적으로 사용하는 화학조미료(MSG)와 아스파탐에 관해 언급하기 전에 먼저 '흥분독소(興

奮毒素, Excitotoxins)'에 대해 알아보고자 합니다.

'흥분독소'라는 말은 미국의 뇌신경 외과의사 '러셀 블레이록' 박사가 '식품 첨가물이 뇌에 미치는 영향의 광범위한 연구'로 인해 보급된 단어인데, 그의 저서 『Excitotoxins: The Taste that Kills』(1997년 출판)[15]에 자세히 언급돼 있습니다.

'흥분독소'란 뇌세포에 손상을 주는 원인을 제공하는 화학 물질로, 화학조미료, 아스파탐, 식물성 단백질가수분해 등의 식품첨가물을 가리키는 말입니다. 이들을 섭취할 경우 뇌세포는 격렬하게 흥분한 후 몇 시간이 지나면 자살하므로 뇌가 축소되는 알츠하이머형 치매로 발전합니다. 또 신경세포가 흥분독소에 노출될 경우, 세포 속의 활성산소와 염증성 화학 물질이 발생하게 돼 다음과 같은 질환으로 이어진다고 합니다.

- 두통

- 뇌종양

- 발작, 간질

- 내분비 이상

- 행동장애와 폭력행위

- 태아의 뇌 발달 이상

- 파킨슨병, 알츠하이머병 등의 퇴행성질환

---

15) 우리나라에서는 『죽음을 부르는 맛의 유혹(우리의 뇌를 공격하는 흥분독소)』(에코리브르, 2013)라는 이름으로 출판됐습니다.

이 책에서 언급하고 있는 식품첨가물과 화학조미료에 관한 내용은 매우 민감한 문제이므로 미국의 Nutrition Therapy Institute의 교과서인 『FAST FOOD』를 참조해 정리했습니다.

● 화학조미료

화학조미료는 '글루탐산나트륨(Monosodium Glutamate)'을 가리키는 말로, 일본의 '이케다 기쿠나에' 박사가 발견해 1908년에 처음으로 일본에서 사용됐습니다.

이어서 1940년대 후반에는 미국으로 건너갔으며, 1956년에는 박테리아 발효 과정을 통해 대량으로 생산할 수 있게 되자, 1959년에 미국에서 '일반적으로 안전하다고 승인됐다(generally recognized as safe)'는 뜻의 'GRAS'라는 상표로 등록됐습니다.

화학조미료는 일종의 흥분성 신경전달물질로, 과다 섭취하면 독성으로 작용해 뇌를 흥분시키기 때문에 뇌가 한창 발달 과정에 있는 어린이들에게는 좋지 않습니다.

화학조미료를 섭취한 후의 혈중 글루탐산염 수치는 20~40배로 상승하며, 또한 단백질 식품보다 탄수화물에 대한 욕구를 향상시키는 작용도 있습니다. 그뿐만 아니라 포만감을 느끼게 하는 호르몬 렙틴(leptin)을 감소시켜 과식을 하도록 유도하는 작용도 합니다. 또한 신체 내의 분해 과정에서는 최종적으로 요산(尿酸)이 생성되는데, 대부분의 요산은 배설됩니다. 하지만 혈중 칼슘과 결합하면, 관절 등에 쌓이게 돼 통풍을 일으키는 요인 중 하나가 됩니다.

화학조미료와 관련된 부작용으로는 다음과 같은 것을 예로 들 수 있습니다.

- 통풍
- 두통
- 메스꺼움
- 천식 발작
- 가슴이 답답함
- 피부 홍조 현상
- 심장의 두근거림

화학조미료가 으레 함유된 것에는 다음과 같은 것을 예로 들 수 있습니다.

- 콩단백질
- 카제인산 칼슘
- 카제인산 나트륨
- 글루탐산 소다
- 식물성 단백질 추출물

- 자가소화 효모 추출물
- 식물성 단백질 가수분해물

화학조미료가 빈번하게 함유된 식품과 첨가물에는 다음과 같은 것을 예로 들 수 있습니다.

- 감자칩
- 냉동식품
- 각종 수프
- 천연 향미료
- 맥아엑기스
- 부이용(bouillon)
- 스낵용 가공육
- 통조림 가공 식품
- 각종 조미료, 향신료
- 천연 비프 치킨 향미료

○ 인공 감미료 아스파탐

인공 감미료 '아스파탐(Aspartame)'은 1965년 G. D. Searle 사의 화학자가 항궤양(抗潰瘍) 약물 합성을 하던 중 우연히 발견한 것으로, 1965~1980년에는 쥐에 대한 실험에서 발암 가능성이 있다는 이유로, 미국 식품의약국은 첨가물로 승인하지 않았습니다.

1980년의 미국 식품의약국의 보고서 「Public Board of Inquiry」에서는 아스파탐에 의한 뇌 발암성에 관해서 더 많은 연구가 진행될 때까지는 승인하지 않기로 했는데, 1983년에 갑자기 탄산음료에 사용해도 된다고 승인했습니다. 그로부터 13년이 지난 1996년에는 새로운 법률로 아스파탐은 GRAS로 인정돼 사용 제한이 없어져 버렸습니다.

아스파탐은 'Equal' 또는 'Nutra Sweet'라는 상품명으로도 판매되고 있는데, 단맛의 강도는 설탕의 180~200배나 되기 때문에 가공식품회사로서는 매우 값이 싼 매력적인 첨가물입니다. 또한 아스파탐은 섭취했을 때 혈당 수치를 올리지 않는다는 이유로 당뇨병 환자에게 추천하고 있는 실정입니다. 하지만 식욕둔화 호르몬 GLP-1을 감소시켜 달콤한 음식과 정크푸드에 대한 욕구를 상승시키는 의존성(중독성)이 있으며, 화학조미료처럼 흥분독소로 분류돼 있습니다.

아스파탐을 섭취하면 인체 내에서 분해돼 아스파라긴산, 페닐알라닌, 메탄올, 포름알데히드와 같은 물질이 만들어집니다. 이로 인해 미국 식품의약국이 접수한 부작용이 무려 3천 건이 넘습니다.

인공 화학감미료 아스파탐이 인체에 미치는 증상은 다음과 같습니다.

• 발작
• 발진

- 현기증

- 불면증

- 우울증

- 메스꺼움

- 생리불순

- 기억 장애

- 불안 발작

- 극심한 두통

- 눈이 침침함

- 과잉행동장애

- 근육통, 관절통

- 이명(귀에서 소리가 남)

◉ 아스파탐과 암 발생

1983년 미국 식품의약국의 탄산음료에 대한 사용 승인이 나기 2년 전인 1981년의 안전성 실험에서는 인공 감미료를 투여한 동물에 뇌종양 발생률이 높다는 것이 밝혀졌고, 그 후의 연구에서도 동일한 결과가 확인됐음에도 관계기관에서는 아무런 조처를 하지 않았습니다.

미국의 뇌신경 외과의사 '러셀 블레이록' 박사는 『Excitotoxins: The Taste that Kills』(1997년 출판)에서 "아스파탐과 뇌종양은 분명히 관계가 있다"고 했습니다.

이로 인한 영향 때문인지 미국인의 탄산음료 소비량은 1998년에 약 193킬로리터이었던 것이 2013년에는 167킬로리터로 12퍼센트 이상 감소했습니다.

○ 아스파탐과 다이어트

혈당 수치를 올리지 않는다는 이유로 당뇨병 환자에게 추천하고 있는 아스파탐은 '칼로리 프리 감미료'로 인정돼 수많은 다이어트 식품에 함유돼 있습니다. 하지만 화학조미료처럼 뇌에서 호르몬 세로토닌의 분비를 억제하기 때문에 식사 때 포만감을 느끼지 못하게 차단해 버려 과식을 하게 됩니다. 그러한 이유로, '홀리스틱 영양 지도사'들은 감량의 보조 수단으로는 추천하지 않습니다.

아스파탐은 몸속에서 대사되는 과정에 '메탄올'이라는 독성 물질 알코올이 만들어지는데, 메탄올은 간에서 '포름알데히드'라는 물질로 변환돼 인체에 치명적인 역할을 하므로 결과적으로 아스파탐도 인체에 유해한 물질입니다.

미숫가루처럼 빻은 조미료는 절대 금물

일본의 효소 전문가 '츠루미 다카후미' 박사의 저서 『건강의 결정적인 비결은 효소에 있었다(健康の決め手は酵素にあった)』(2013년 출판)에서는

"암의 발생 원인이 되는 가장 나쁜 식품 중 하나는 '멸치, 현미, 아몬드처럼 지방이 많은 식품'을 분말이나 페이스트로 만들어뒀다가 먹는 것이다"라고 했습니다.

기름 성분이 함유된 곡류, 견과류, 멸치를 고속 분쇄기로 가루를 만들면, 기름 성분이 공기와 접촉하는 그 순간부터 산화(부패)되기 시작합니다. 따라서 산화된 식품을 섭취한다는 것은 우리 몸에 나쁜 활성산소 덩어리를 먹는 것과 마찬가지입니다.

특히 멸치는 산화되기 쉬운 식품이기 때문에 일본 정부는 멸치에 산화방지제 BHA(부틸하이드록시아니솔)로 처리한 제품은 판매해도 된다고 승인했습니다. '멸치에는 칼슘이 많아서 좋다'라는 이유 하나만으로 분말로 만들어 요리에 사용하는 것이 과연 현명한 일인지 판단해봐야 할 것입니다.

또한 모든 곡물은 압착해 찌부러뜨리거나, 두드려 빻거나, 가루로 만들면 다음과 같은 현상이 발생한다고 합니다.

- 공기와 접촉하는 순간부터 산화돼 부패한다.
- 당화(AGE, 암을 유발하는 물질)가 발생한다.
- 영양소, 특히 항산화 물질이 심하게 파괴된다.

특히 시중에서 김에 '들기름이나 참기름, 콩기름'을 발라 제조한 '맛김'과 추어탕 전문점에서 '들깻가루'를 종종 볼 수 있는데, '들기름'

과 '들깻가루'를 공기 중에 노출시키면 그 순간부터 산화되기 시작해 산패(酸敗)된다는 점을 기억해두기 바랍니다. 자연 건강법에서는 이러한 '맛김'과 '들깻가루'를 추천하지 않습니다.

놀라운 효능을 가진 천연 발효 식초

무더운 여름철에 식초, 오이, 미역으로 만든 냉채는 우리의 갈증과 피로를 푸는 데 더없이 좋은 음식입니다. 이러한 음식에 사용하는 식초는 어떤 것을 선택하면 좋을까요?

시중에서 판매하고 있는 사과식초에는 합성식초와 발효식초가 있는데, 발효식초에는 양조식초와 천연발효식초 두 종류가 있습니다. 그것을 구체적으로 설명하면 다음과 같습니다.

- 합성식초는 순도 90~95퍼센트인 에틸알코올에 석유에서 추출한 화학물질 빙초산을 첨가해 초산을 발효시키고, 맛을 돕기 위해 여러 가지 첨가물 등을 가미해 인공적으로 만든 식초입니다.
- 발효식초는 양조식초와 천연발효식초 두 종류가 있는데, 양조식초는 전분당을 알코올로 발효시킨 후, 초산균과 질소 함유물이나 무기염을 첨가해 다시 발효시킨 식초입니다.

인류 최초로 녹즙기를 개발해 자연 건강법을 실천하고 있는 사람들에게 잘 알려진 '노먼 워커' 박사는 자신의 저서 『Fresh Vegetable and Fruit Juices(신선한 채소와 과일 주스)』에서 여러 가지 식초에 대해 언급했는데, 그중에서 천연발효의 순수한 사과식초를 추천하고 있습니다.

"알코올산을 발효시켜 만든 합성식초(희석초산)는 적혈구를 파괴시켜 빈혈증을 일으키므로 반드시 천연발효의 순수한 사과식초를 추천한다"고 하면서, "그 유익한 효능에 대해서 언급하면 끝이 없다"라고 칭찬했습니다.

대표적인 효능으로는 "혈관을 튼튼하게 할 뿐만 아니라 월경 시의 과다출혈, 치질출혈, 코피가 나거나 상처가 났을 때 한 잔의 물에 사과식초를 찻숟가락으로 두 숟가락 혼합해 매일 한 잔씩 마시면 놀라울 정도의 도움을 받는다"고 했습니다. 이처럼 놀라운 효능이 있는 천연발효의 순수한 사과식초나 감식초는 자연 건강식품 전문 판매장에서 구입할 수 있습니다.

반드시 천연 소금으로 조리한다

많은 사람은 '소금은 짠맛을 내기 때문에 무조건 나쁜 것'으로 인식하고 가능하면 적게 섭취해야 한다고 알고 있는데, 자연 건강법을 실천하고자 할 경우에는 건강에 '좋은 소금'과 '나쁜 소금'을 분별할 줄 알아야 합니다. 소금을 종류별로 분류하면 다음과 같습니다.

- 천일염(天日鹽): 바닷물을 염전으로 끌어들인 후, 햇볕과 바람 등을 이용해 수분을 증발시켜 만든 천연 그대로의 소금입니다. 성분의 80퍼센트는 염화나트륨이고, 나머지 20퍼센트는 칼슘·마그네슘·칼륨·아연 등의 미네랄로, 주로 김장용이나 간장을 담글 때 사용하는 건강에 유익한 소금입니다.

- 죽염(竹鹽): 천일염을 대나무 통에 넣어 섭씨 800도 이상의 고온에 여러 차례 구웠다는 이유로 죽염이라고 합니다. 죽염은 불에 의해 독성이 제거됐지만, 미네랄은 제거되지 않기 때문에 자연 건강법에서 적극적으로 추천하는 소금이며, 특히 어릴 적부터 양치질에 사용하면 노인이 될 때까지 충치 예방에 아주 좋습니다.

- 정제염(精製鹽): 염화나트륨만을 통과시키는 이온 교환막이라는 장치를 이용해 생산한 염화나트륨 순도가 거의 99퍼센트인 소금으로, 주로 식품 가공용인데 바닷물을 끓이지 않고 생산된 것이므로 제조 원가가 가장 쌉니다. 역삼투압 정수기의 물처럼 미네랄이 거의 제거된 것으로, 영양학적으로는 좋은 소금이

아닙니다.

- 재제염(再製鹽): 천일염과 정제염의 비율을 1:9의 비율로 녹여 가열한 후에 수분을 증발시켜 제조한 것으로, 결정이 꽃모양을 닮았다고 해서 '꽃소금'이라 불립니다. 입자가 작아 '가는 소금' 또는 다시 만들었다는 이유로 '재제염'이라 불리기도 합니다. 일반 가정이나 식당에서 일반적으로 쓰이는 소금으로, 이것 역시 미네랄이 거의 제거된 것이기 때문에 영양학적으로는 좋은 소금이 아닙니다.

- 맛소금: 입자가 작은 정제염에 화학조미료인 글루탐산나트륨(MSG)을 혼합한 소금입니다. 음식의 맛을 내기에는 간편한 식염(食鹽, table salt)이지만, 화학조미료가 혼합된 것이므로 건강에 좋은 소금은 아닙니다.

건강에 좋은 소금은 미네랄이 함유된 천일염이나 죽염입니다. 죽염은 불에 구운 소금이므로 불순물과 독성이 대부분 제거된 것이지만, 값이 비싼 것이 단점입니다. 시간상으로 여유가 있다면 천일염을 구입해 채반에 올려놓고 물을 두세 번 뿌려 먼지를 씻은 후, 물기가 제거되면 프라이팬으로 약간 노르스름할 때까지 볶아 사용하는 것이 좋습니다.

미네랄이 대부분 제거된 소금은 염소(鹽素)와 나트륨이 결합된 화합물이지만, 인체 내로 들어오면 나트륨 이온과 염소 이온으로 각각 분리됩니다. 염소 이온은 다른 물질과 함께 몸 밖으로 배출되지만 나트륨 이온은 몸속에 남아 있게 되는데, 이것이 건강에 마이너스로 작용합니다.

나트륨에는 근육을 경직시키는 성질이 있는데, 혈관도 일종의 근육이므로 나트륨의 영향을 받습니다. 즉, 염화나트륨을 과다 섭취하면 혈관이 유연성을 잃고 경직되는 성질이 있는데, 경직된 혈관으로 혈액을 통과시키려면 심장이 높은 압력을 가하게 되므로 그 결과 혈압이 올라갑니다.

천일염에도 물론 나트륨이 함유돼 있지만, 칼슘·마그네슘·칼륨 등의 미네랄이 균형 있게 존재해 각자의 역할을 제대로 수행하고 있는 덕분에 간장·된장·고추장·김치에 적당한 비율로 포함된 천연 소금은 몸에 악영향을 미치지 않는다는 것이 최근 영양학에 의해 밝혀졌습니다. 건강에 해로운 소금은 인공적으로 미네랄이 제거된 정제염·재제염·맛소금·꽃소금 같은 가공염이라는 점을 기억해둘 필요가 있습니다.

03

자연 건강법을
실천하는 식생활

왜 사람은 생체 리듬에 맞춰 살아야 하는가?

인체에는 24시간의 하루를 3등분으로 나눈 8시간 단위의 리듬이 있습니다. 이 사실을 뒷받침하는 증거로는 자녀를 출산한 임산부의 골반이 수축되는 과정에서 8시간 단위로 좌우의 골반이 번갈아 가며 체온이 달라진다는 것입니다. 또한 중국 고대의 의학서에는 시간과 경락(經絡)의 관계가 명시돼 있는데, 신기할 정도로 들어맞는다고 합니다. 예를 들어 간 질환이 있는 사람은 오전 2시경에 악화되고, 천식환자는 오전 4시경에 기침이 심해지며, 위(胃)와 장(腸)은 오전 중에 약해진다고 합니다. 그래서 고대 중국에서는 오전 중에는 위와 장이 약해지는 시간대이기 때문에 맛있는 음식과 과식이 금기시했다고 합니다. 현대 의학에서도 잠에서 깨어나면 적어도 3시간이 지나야 자율신경계의 교감신경도 활발해진다는 것은 널리 알려진 사실입니다.

따라서 오전 중에 식사를 하지 않으면, 잠에서 덜 깨어난 소화기 계통, 즉 위, 장, 간, 췌장 등의 장기가 휴식을 취할 수 있게 되고, 소화 작용에 쏟는 에너지(마라톤 풀코스에 해당하는 칼로리)를 절약해 노폐물 배출에 충당할 수 있습니다.

자연 건강법을 실천하고자 하는 사람들은 첫 단계로 생체의 리듬을 반드시 알아둬야 합니다. 하루의 생체 리듬을 정리하면 다음과 같습니다.

오전 4시~낮 12시	몸속의 노폐물 배출 시간대
낮 12시~오후 8시	음식물 섭취와 소화 시간대
오후 8시~오전 4시	영양소 흡수와 활용 시간대

○ 노폐물 배출 시간대

오전 4시~낮 12시가 노폐물 배출 시간대라는 것은 다음의 사실로 알 수 있습니다. 아침에 일어나 맨 먼저 화장실로 달려가 소변과 대변을 배출하고 나와도 눈에는 눈곱이 끼어 있으며, 입안의 혀는 흰색의 막으로 뒤덮여 있고, 입과 코를 통해서는 냄새를 배출합니다. 이는 인체가 노폐물을 배출하고 있다는 눈에 보이는 증거입니다.

우리의 눈에 보이지 않는 배출 작업의 예로는 노화돼 폐기된 세포를 혈관과 림프관을 통해 장으로 배출하거나 호흡 기관과 피부의 숨구멍을 통한 배출을 들 수 있습니다.

이 시간대에 노폐물 배출이 효율적으로 이뤄지지 않으면, 노폐물이 몸속에 쌓이면서 결국 유독한 독소가 돼 질병을 일으키는 원인이 됩니다. 그러므로 이 시간대는 모든 에너지가 노폐물 배출에 충당되도록 하기 위해 소화에 많은 에너지가 소비되는 많은 양의 식사를 하지 않는 것이 생체를 깨끗하게 유지하는 데 도움이 됩니다.

● 음식물 섭취와 소화 시간대

낮 12시~오후 8시가 음식물 섭취와 소화 시간대라는 사실은 정오가 가까워지면 하루 중에서 가장 왕성하게 음식을 섭취한다는 것을 통해 알 수 있습니다. 그리고 저녁 식사는 낮 동안 소비된 에너지에 대한 보충과 잠자는 동안에 활용할 에너지를 추가로 확보해두는 시간대입니다.

● 영양소 흡수와 활용 시간대

오후 8시~오전 4시가 영양소 흡수와 활용 시간대라는 것은 음식을 통해 흡수된 영양소를 사람이 잠자고 있는 동안 활용해 세포의 수리와 복구 및 교체가 가장 활발하게 진행된다는 것을 통해 알 수 있습니다. 그러므로 이 시간대에는 가능하면 식사를 하지 않아야 하며,

늦어도 밤 10시에는 잠자리에 들어가 휴식을 취함으로써 신진대사에 도움을 주는 성장 호르몬이 가장 왕성하게 분비되도록 해야 합니다. 누구나 밤늦은 시간대에 식사를 하면 아침에 기분 좋게 일어나지 못합니다. 이는 섭취한 음식이 위에서 소화도 되기 전에 잠자리에 들었기 때문에 위에는 아직도 소화되지 않은 음식이 남아 있고, 배출돼야 할 독소가 아직도 몸속에 남아 있다는 증거입니다.

아침 식사를 하고 싶지 않은데도 아내는 남편의 건강을 생각해 정성 들여 아침 식사를 마련합니다. 이처럼 음식물 섭취와 소화, 영양소 흡수와 활용, 노폐물 배출이라는 리듬을 무시한 불규칙한 생활이 지속되면 노폐물은 제대로 배출되지 않고 몸속에 쌓입니다. 독소가 쌓이면 아랫배가 나오고 체중이 증가해 결국 각종 질병으로 이어질 수 있습니다.

참고로, 음식물 소화 시간을 기억해두는 것도 많은 도움이 됩니다. 탄수화물이 위에서 소화돼 소장으로 옮겨지는 데 걸리는 시간은 사람에 따라서 2~4시간, 동물성 단백질 위주의 식사는 4~6시간, 탄수화물＋동물성 단백질 식사는 6~8시간이 걸립니다.

영양소의 흡수와 활용이 제대로 이뤄지게 하려면, 적어도 식후 3~4시간의 여유를 갖는 것이 가장 이상적이므로 탄수화물 위주의 저녁 식사는 적어도 잠자리에 들기 3~4시간 전에 하는 것이 가장 좋다는 결론에 도달합니다. 그러나 동물성 단백질 위주의 식사는 그렇지 않다는 것을 기억해둘 필요가 있습니다.

영양이 풍부한 사람은 오후 6시에 식사를 하고, 밤 10~11시가 돼도 허기를 느끼지 않고 잠자리에 들 수 있습니다. 하지만 어떤 이유로 영양 불균형 상태에 있으면 늦은 밤에 공복감으로 인해 잠을 못 이루게 됩니다. 6시 전후로 저녁 식사를 충분히 했는데도 늦은 밤에 배가 고파 잠이 오지 않는다고 하면서 야식을 먹는 사람들이 의외로 많은데, 이러한 경우는 영양 불균형이 심각하다는 것을 알려주는 신호이므로 하루빨리 자신의 식생활을 개선할 필요가 있습니다.

왜 아침에는 식사를 하지 않아도 되는가?

가끔 TV나 신문에서는 아침 식사를 제대로 해야만 두뇌 회전이 잘되므로 반드시 하루 세 끼를 꼬박꼬박 챙겨 먹어야 한다고 강조합니다. 하지만 고대에는 하루에 두 끼만 먹었다는 증거가 여러 나라의 문헌을 통해 밝혀지고 있습니다. 예를 들어 '아침 식사'를 영어로 'breakfast'라고 표현합니다.

초등학생도 잘 알고 있는 영어 단어 'fast'에는 '빨리, 빠르다'는 뜻 외에도 '절식(絕食), 단식(斷食), 단식하다'는 뜻이 있고, 'break'에는 '깨뜨리다, 고장나다, 중단하다'는 뜻이 있습니다. 따라서, 'break + fast'는 '단식을 깨다, 단식을 중단하다'는 뜻이 됩니다. 이처럼 'breakfast'라는 단어가 생겨난 배경을 보면 과거에는 아침에 식사를 하지 않았다는 것을 알 수 있습니다.

또한 독일 속담에 '하루 세 끼 식사 중, 두 끼의 식사는 나의 건강을 위한 것, 나머지 한 끼는 의사의 호주머니를 위한 것'이라는 표현이 있습니다. 영양학자들에 따르면, 하루에 세 끼를 먹게 된 것은 독일에서 칼로리 계산 위주의 영양학 발달로 인해 이것도 몇 그램, 저 것도 몇 그램 필요하다는 식으로 덧셈 위주의 식사를 하도록 권장한 것이 전 세계로 확산된 결과라고 말합니다.

이러한 사실 외에도 우리의 인체는 아침 식사를 하지 않아도 되도록 설계돼 있다는 것이 생리학상으로도 밝혀졌습니다. 인체는 하룻밤을 자고 나면 포도당의 창고인 근육과 간에 생체의 연료인 포도당이 약 2,000킬로칼로리 정도 비축됩니다. 이는 두 끼 정도는 먹지 않고도 견뎌낼 수 있는 에너지입니다. 이처럼 비축된 포도당이 소진될 때까지, 즉 점심때까지는 식사를 하지 않아도 공복감을 느끼지 않는 것이 정상입니다. 하지만 영양 불균형 상태에 있으면 이른 아침부터 공복감을 느끼는데, 이러한 경우는 자신의 식생활을 다시 한 번 되돌아볼 필요가 있습니다.

노폐물 배출 시간대인 아침에는 식사를 하지 않는 뺄셈 위주의 식생활을 해야 노폐물이 효율적으로 배출돼 날씬한 몸매를 유지할 수 있습니다.

왜 아침에는 신선한 주스를 마셔야 하는가?

여행을 떠나는 사람은 자동차의 연료 탱크에 기름을 가득 채우고, 전기 자동차라면 충전이 100퍼센트 돼 있는지 확인하고 출발하는 것이 상식입니다. 그러나 자동차는 연료 탱크에 기름만 가득 차 있다고 해서 굴러가는 기계가 아닙니다. 엔진이 제대로 작동하려면 배터리가 있어야 하고, 그 배터리에는 엔진을 시동할 만한 충분한 양의 전기가 비축돼 있어야 합니다. 또한 엔진에는 오일과 부동액, 타이어에는 공기가 적당히 들어 있어야 원활하게 굴러갑니다.

3대 영양소(지방, 단백질, 탄수화물)가 자동차 엔진에 해당한다면, 각종 비타민과 미네랄은 엔진 오일, 부동액, 타이어의 공기와 기타 여러 가지 부품의 기능에 해당한다고 할 수 있습니다.

자연 건강법 식생활을 50년 이상 연구하며 실천해 100세까지 생존한 '노먼 워커' 박사는 자신의 저서『물은 당신의 건강을 약화시킬 수 있다(Water Can Undermine Your Health)』에서 밝힌 '무병장수 프로그램'에서 제일 먼저 1순위로 권하는 것이, "면역계통을 최고의 수준으로 유지하기 위해서는 신선한 주스를 마셔라"입니다.

오늘날은 우리가 원하든 원하지 않든, 어쩔 수 없이 많은 비타민과 미네랄이 산성비에 의해 탈취당한 식품을 섭취하고 있습니다. 산성비는 글자 그대로 모든 물체에 녹이 슬어 상하게 만드는 산성 계통의 빗물입니다.

산성비가 내리면, 모든 식물은 생명 활동을 보호하고 유지하기 위해 자신들의 조직 속에 존재하는 비타민과 미네랄을 사용해 독소를 배출하고자 합니다. 그 결과 산성비로 인해 영향을 받은 대부분의 식물성 식품 속의 영양소 역시 겨우 명맥만 유지하고 있습니다. 그래서 농부들은 "나무에 달린 채 비를 맞은 과일은 맛이 없다"라고 합니다.

일본 정부에서 발표한 '식품표준성분표'의 1947년과 2010년 식품 성분을 비교해보면, 63년 동안 비타민과 미네랄의 함유량에서 많은 변화가 있었음을 알 수 있습니다.

'당근' 100그램을 예로 들면, 1947년의 철분은 2밀리그램(mg), 비타민 A는 9000(IU), 비타민 B_1은 0.10밀리그램, 비타민 C는 15밀리그램이 함유돼 있었습니다. 그러나 2010년에는 철분은 2밀리그램에서 0.2밀리그램으로 10분의 1로 줄어들었으며, 비타민 A는 9000(IU)에서 2527(IU)로 약 4분의 1, 비타민 B_1은 0.10밀리그램에서 0.05밀리그램으로 2분의 1, 비타민 C는 15밀리그램에서 4밀리그램으로 약 4분의 1로 줄어들었습니다.

오늘날의 당근은 과거보다 현저하게 영양소가 적게 함유돼 있음을 확인할 수 있습니다. 다시 말해, 영양소를 과거의 당근을 1로 해 계산하면, 철분은 10배의 당근, 비타민 A는 4배의 당근, 비타민 B_1은 2배의 당근, 비타민 C는 4배의 당근을 섭취해야만 보충되는 셈입니다.

그러므로 우리 인체에 필요한 살아 있는 영양소와 비타민 및 미네랄을 충분히 섭취하기 위해서는 주스로 만들어 과일과 함께 섭취하는 것이 가장 이상적이라는 결론에 도달합니다.

50년 이상 건강에 관해서만 연구한 '노먼 워커' 박사의 말에 따라, 저는 아내와 함께 아침에는 식사 대신 '양배추＋햇감자(늦가을~봄에는 돼지감자)＋고구마＋비트＋브로콜리＋생강(가을~봄)＋토마토나 오이(여름철)' 등으로 채소 위주의 주스를 만들어 한 잔 마시고, 이어서 '당근＋비트＋사과(늦여름~봄)＋참외(여름철)＋감(가을철)＋귤(겨울철)' 등의 과일을 주스로 만들어 마시고 있는데, 계절에 따라 약간씩 변화를 주고 있습니다.

그리고 오전 중에는 '현미＋두유(집에서 만든 것)'로 만든 식물성 요구르트와 제철의 과일을 먹으면, 하루에 소모되는 각종 비타민과 미네랄이 충분히 공급돼 혈당 수치의 변화가 거의 없기 때문에 점심때가 돼도 배가 고프지 않으며, 온종일 피곤함과 갈증을 전혀 느끼지 않는 활기찬 하루를 보내고 있습니다.

참고로 알아둬야 할 사실은 시중에서 판매되는 각종 과일주스는 유통 과정 중 곰팡이가 생기지 않도록 제조 과정에서 모두 강력한 열로 처리했을 뿐만 아니라 방부제를 비롯한 각종 화학 물질이 첨가돼 있다는 것입니다. 따라서 가장 중요한 영양소인 효소는 물론이고 각종 영양소가 대부분 파괴됐기 때문에 우리 인체가 필요로 하는 신선한 알칼리성 주스가 아닌 산성 식품입니다.

왜 잘 씹어서 천천히 먹으면 날씬해지는가?

우리나라의 비만 인구 비율은 해가 갈수록 심각해지고 있습니다. 국립암센터에서 발간한 「통계로 보는 우리나라의 비만 현황·요약」을 보면, 1998년 우리나라 성인 여성의 비만율은 25.9퍼센트, 그중의 20.6퍼센트는 과체중이었습니다. 그로부터 15년이 지난 2013년의 비만율은 27.5퍼센트, 그중의 20.3퍼센트가 과체중이었습니다.

하지만 우리나라 남성들의 비만율과 과체중은 심각한 수준에 이르렀습니다. 1998년의 우리나라 성인 남성들의 비만율은 25.7퍼센트, 그중 24.6퍼센트는 과체중이었습니다. 그로부터 15년이 지난 2013년의 비만율은 37.6퍼센트, 그중의 25.2퍼센트가 과체중이었습니다. 비만율은 12퍼센트, 과체중은 0.6퍼센트 증가했습니다.

특히 여성의 경우, 20대는 14.4퍼센트, 30대는 17.9퍼센트, 40대는 25.7퍼센트, 50대는 33.7퍼센트, 60대의 경우는 42.7퍼센트, 70대의 경우는 38.6퍼센트가 비만인으로 분류됐습니다. 젊은 시절에는 날씬한 몸매를 유지하다 갱년기가 지난 50대부터 비만율이 갑자기 증가했습니다.

그에 비해 남성의 경우, 20대는 29.3퍼센트, 30대는 47.1퍼센트, 40대는 41.5퍼센트, 50대는 40.8퍼센트, 60대의 경우는 29.3퍼센트, 70대의 경우는 26.2퍼센트가 비만인으로 분류됐습니다. 특히 30대와 40대의 비만율이 심각한 수준에 이르렀지만, 그 심각성을 인식하고 적극적으로 건강관리에 힘쓴 60대와 70대에 이르러서는 상당히 개선됐음을 알 수 있습니다.

비만은 당뇨병으로 달려가는 고속도로인데도 대부분의 사람은 그 심각성을 깨닫지 못하고 있으며, 어떻게 해야 날씬한 몸매를 유지할 수 있는지에 대해서는 전혀 신경을 쓰지 않고 있다고 해도 과언이 아닙니다.

비만이 되는 데는 탄수화물과 가공 식품 위주의 식사, 잘못된 간식 습관, 수면 부족, 비타민과 미네랄 및 항산화 물질 부족, 운동 부족, 스트레스, 장 속의 비만 세균 증가 등의 복합적인 요인에 의해 생겨난 결과이므로 칼로리 계산에만 매달리는 다이어트는 실패할 수밖에 없습니다.

음식을 천천히 씹으면 지방 분해를 촉진시키는 호르몬도 분비되는 반면, 음식을 씹지 않고 급하게 먹는 식습관은 비만을 촉진하는 한 요인이 됩니다.

그러므로 과식과 비만을 예방하는 데 가장 효과적인 방법 중 하나는 잘 씹어서 천천히 먹는 것입니다. 음식을 천천히 먹고 있으면, 그 자극이 뇌에 전달돼 '히스타민'이라는 호르몬이 분비됩니다. 히스타민은 알레르기 반응을 일으키는 물질로 알려져 있지만, 뇌에서 배가 부르다는 것을 느끼는 만복중추(滿腹中樞)를 자극해 식욕을 억제하는 역할도 합니다.

그리고 음식을 먹기 시작한 지 20~30분이 지나면, 이번에는 '렙틴'

이라는 호르몬이 지방 세포로부터 분비돼 혈액에 의해 뇌로 전달되는데, 이것 역시 만복중추를 자극해 식욕을 억제합니다. 이처럼 음식을 잘 씹어서 천천히 먹으면, 뇌는 '아~, 배가 부르구나!' 하고 착각해 '주인님, 이젠 그만 드시는 것이 좋을 것 같습니다!'라는 신호를 내보냅니다. 호르몬 '히스타민'과 '렙틴'에는 식욕억제 효과뿐만 아니라 지방 분해를 촉진하는 효과도 있다는 것이 밝혀졌습니다.

식사를 할 때는 긴장되는 환경이나 대화를 피하고, 언제나 느긋하게, 즐겁게, 천천히 먹을 수 있는 환경에서 적어도 30회 이상 씹어서 먹는 것이 가장 이상적입니다. 30회를 세는 것도 일종의 스트레스가 되므로 입안의 음식이 '미음'처럼 될 때까지 천천히 씹으면 씹는 횟수를 세지 않아도 됩니다.

또한 탄수화물은 위에서는 소화되지 않고, 입안에서 분비되는 침에 의해 소화가 시작되는 음식입니다. 반찬을 먹지 않고 밥만 오랫동안 씹고 있으면 '타액 아밀라아제'라는 소화효소가 분비돼 밥이 달콤해지는 것을 느낄 수 있는데, 이것은 탄수화물이 입안에서 맥아당 수준으로 분해되기 때문입니다.

음식을 씹을수록 많이 분비되는 침에는 세균의 증식을 억제하는 항균물질, 발암성 물질의 독소를 제거하는 효소, 혈관 등의 상처를 수리·복구하는 상피성장인자(上皮成長因子), 뇌신경의 기능회복을 촉진하며 노화를 예방하는 신경성장인자(神經成長因子)가 함유돼 있습니다. 또한 식도와 위 및 장의 점막을 보호하며 단백질 소화와 흡수를 도와주는 '무틴' 같은 물질이 함유돼 있어서 뇌와 신체의 기능 회복이 촉진됩니다.

왜 과일을 많이 먹어야 하는가?

자연 건강법에서는 가능하면 밥보다 과일을 더 많이 섭취하도록 적극적으로 권장하고 있습니다. 과일에는 인체의 윤활유 역할을 하는 비타민과 신체 구성 요소인 미네랄이 듬뿍 들어 있습니다.

일본에서는 시합 전후와 중간 휴식 시간에 물이나 스포츠음료 대신 제철의 신선한 과일 주스를 즉석에서 만들어 제공했더니, 피로감이 줄어들고 경기력이 향상됐다는 스포츠팀이 계속 늘어나고 있습니다. 심지어 개인플레이 중심인 골프 선수들도 이렇게 생활하는 사람이 늘어나고 있습니다. 하지만 우리나라에서는 그러한 스포츠팀이 있다는 말을 들어본 적이 없습니다.

그러나 반드시 기억해둬야 할 점이 있습니다. 다시 한 번 강조하지만 식품회사에서 만든 각종 주스는 유통 과정에서 곰팡이가 생기지 않도록 열을 가해 살균했으며, 방부제를 비롯한 각종 화학 물질이 첨가돼 있어 그러한 효과를 기대할 수 없습니다.

● '효소'의 보물 창고

잘 익은 생과일과 생야채는 그 음식 자체를 소화시키는 소화효소
가 풍부하기 때문에 먹을수록 신체에 활력을 보충해주는 보약 중의
보약입니다. 우리 신체의 모든 활동은 효소의 영향을 받고 있기 때문
에 있어도 그만 없어도 그만의 존재가 아닌 가장 중요한 영양소 중의
영양소입니다. 영양학에 관한 지식이 전혀 없는 사람들의 "과일도
익혀서 먹으면 건강에 좋다"고 하는 말에 현혹되지 않기 바랍니다.

● 소화가 잘된다

음식의 소화 시간은 종류에 따라 다릅니다. 탄수화물인 빵이나 밥
은 2~4시간, 동물성 단백질 위주의 식사는 4~6시간, 탄수화물＋동
물성 단백질 위주의 식사는 6~8시간 걸립니다. 하지만 잘 익은 과일
에는 스스로 소화시키는 소화효소가 풍부하기 때문에 20분 정도면
소화가 돼 소장으로 옮겨갑니다. 단, 잘 익은 바나나는 45분 정도,
말린 과일은 1시간 이상 걸립니다.[16]

● 수분이 풍부하며, 비타민과 미네랄이 듬뿍 들어 있다

과일은 종류에 따라 70~90퍼센트의 수분으로 이뤄져 있는데, 이
것이야말로 지구상에서 가장 좋은 물입니다. 각종 비타민과 미네랄이

---

16) 참고로, 덜 익은 과일에는 스스로 소화시키는 효소가 부족합니다.

가장 적합한 비율로 함유돼 있기 때문에 최고로 값진 해독제 및 피로 회복제 역할을 합니다. 무더운 여름철에 물을 자주 마시는 사람보다 과일을 자주 먹는 사람이 더위와 갈증을 그다지 느끼지 않을 뿐만 아니라 피로를 모르며 일에 열중할 수 있습니다. 그리고 여름의 뙤약볕에 그을린 피부도 신속하게 회복됩니다.

◎ 건강의 파수꾼, 섬유질이 듬뿍 들어 있다

대장 청소를 깨끗이 해주는 빗자루 역할을 하는 섬유질이 풍부한 과일을 매일 먹으면, 동물성 식품에는 전혀 없는 섬유질 덕분에 변비로 인한 온갖 질병과는 거리가 멀어집니다. 영국 속담에 "매일 사과를 1개씩 먹으면 의사가 필요 없다"는 말이 있습니다.

◎ 양질의 당분이 많이 들어 있다

과일에는 과당(果糖) 또는 포도당 같은 양질의 당분이 많이 함유돼 있습니다. 이러한 당분은 소화가 잘될 뿐만 아니라 즉시 에너지로 전환되기 때문에 과당은 설탕과는 달리 인슐린 분비가 없어도 소화할 수 있으므로 당뇨병에 걸릴 위험이 없습니다.

◎ 항산화 물질 피토케미컬이 풍부하다

인체의 노화를 예방해주는 데 없어서는 안 되는 물질, 즉 동물성 식품에는 전혀 없는 항산화 물질인 피토케미컬이 풍부합니다. 항산

화 물질의 으뜸가는 효능 중 하나는 항암제 및 노화방지제 역할입니다.[17]

○ 과식을 해도 비만 걱정이 없다

과일에는 당분으로 인한 단맛이 있기 때문에 많은 사람이 설탕처럼 "과일을 많이 먹으면 살이 찐다"라고 생각하는데, 과자와 비교해보면 과일은 저칼로리 식품입니다. 과일은 많이 먹을수록 인체의 노폐물을 깨끗이 씻어내는 역할이 강력해지므로 오히려 더욱 날씬해집니다.

○ 과일의 '과당'은 설탕의 '당'과는 다르다

천연 과일 속의 과당은 세포 속에 갇혀 있기 때문에 소화와 흡수 과정을 거쳐 간에서 포도당으로 바뀌어 혈액 속으로 옮겨지려면 상당히 많은 시간이 걸리는 데 비해, 설탕은 순식간에 대홍수를 이루며 흡수되기 때문에 혈당 수치가 급상승합니다.

생명 활동에 필요한 비타민과 미네랄이 대부분 제거된 설탕은 단순한 탄수화물 덩어리에 불과하기 때문에 입, 위장, 장을 통해 급격하게 흡수되므로 인체는 대혼란에 빠집니다. 설탕은 가공하는 과정에서 당대사(糖代謝)에 필요한 비타민과 미네랄이 대부분 제거돼

---

17) 사과에는 1만 종류 이상의 영양소가 존재한다는 것이 최근 영양학에 의해 밝혀졌습니다.

인체의 내분비 계통을 일시적으로 흥분시키면서 대량의 인슐린이 분비돼 혈당 수치를 정상 수치로 끌어내립니다.

그로 인해 심한 공복감과 에너지 부족을 느끼면서 또다시 달콤한 음식을 섭취합니다. 그렇게 되면 이번에는 혈당 수치를 급격하게 상승시키는 악순환이 계속됩니다. 이처럼 혈당 수치가 널뛰기하면 췌장은 극심한 피로를 느껴 피폐화되면서 인슐린 분비를 제대로 해내지 못할 뿐만 아니라 가장 중요한 면역기능이 저하됩니다.

그리고 당이 인체에 흡수된 후에도 그것이 당장 소비되지 않으므로 지방으로 축적돼 허리를 비롯해 목덜미, 팔, 넓적다리에 이르기까지 신체 여기저기에 군살이 붙기 시작합니다.

과일에는 자연계의 천연 과당이 있습니다. 천연 과당은 당대사에 필요한 모든 성분, 즉 비타민과 미네랄이 함유돼 있어서 아무 문제 없이 당대사를 돕는 물질입니다. 또한 과당은 서서히 혈액에 스며들게 돼 있으므로 혈당 수치가 안정됩니다.

따라서 인체의 세포로 흡수될 때 인슐린의 도움을 그다지 필요로 하지 않습니다. 그러므로 건강한 사람이라면 아무런 근거도 없이 과일을 멀리할 필요는 없습니다. 과일의 당을 설탕과 같은 것으로 착각해 당뇨가 걱정되는 사람에게는 과일주스보다는 야채주스를 권합니다.

○ 과일은 언제 먹어야 하는가?

제가 많은 분에게 "건강을 생각한다면 밥보다 과일을 많이 드세

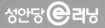

◆ 소방 분야

강좌명	수강료	학습일	강사
소방기술사 1차 대비반	620,000원	365일	유창범
[쌍기사 평생연장반] 소방설비기사 전기 x 기계 동시 대비	549,000원	합격할 때까지	공하성
소방설비기사 필기+실기+기출문제풀이	370,000원	170일	공하성
소방설비기사 필기	180,000원	100일	공하성
소방설비기사 실기 이론+기출문제풀이	280,000원	180일	공하성
소방설비산업기사 필기+실기	280,000원	130일	공하성
소방설비산업기사 필기	130,000원	100일	공하성
소방설비산업기사 실기+기출문제풀이	200,000원	100일	공하성
소방시설관리사 1차+2차 대비 평생연장반	850,000원	합격할 때까지	공하성
소방공무원 소방관계법규 문제풀이	89,000원	60일	공하성
화재감식평가기사·산업기사	240,000원	120일	김인범

◆ 위험물 · 화학 분야

강좌명	수강료	학습일	강사
위험물기능장 필기+실기	280,000원	180일	현성호,박병호
위험물산업기사 필기+실기	245,000원	150일	박수경
위험물산업기사 필기+실기[대학생 패스]	270,000원	최대4년	현성호
위험물산업기사 필기+실기+과년도	350,000원	180일	현성호
위험물기능사 필기+실기[프리패스]	270,000원	365일	현성호
화학분석기사 실기(필답형+작업형)	200,000원	60일	박수경
화학분석기능사 실기(필답형+작업형)	80,000원	60일	박수경

요"라고 권하곤 합니다. 하지만 "과일을 많이 먹으면 살이 찌고 당뇨가 걱정된다"라고 하면서 시큰둥한 반응을 보이는 사람이 있는가 하면, 어떤 사람은 "배가 고프면 밥부터 먹어야지 과일을 먼저 먹으면 어떻게 해?", 심지어는 "밥이 제일 중요하지, 과일이 뭐가 중요해?"라고 말하는 사람도 있습니다. "그러면 과일은 언제 먹는 것이 가장 좋은가요?" 하고 질문하면, 대부분의 사람은 "식사 후에 디저트로 먹는 것이 좋다"라고 대답합니다. 사실은 이와 정반대로 식사 30분 전에 먹는 것이 가장 좋습니다.

그 이유는 무엇일까요? 탄수화물(밥, 빵)이나 동물성 단백질 위주의 식사는 위에서 소화돼 소장으로 옮겨지는 데 꽤 오랜 시간이 걸리지만, 잘 익은 과일의 소화는 대개 20~30분, 잘 익은 바나나의 경우는 45분 정도에 불과합니다. 이처럼 음식에 따라 위에서 소화돼 소장으로 옮겨가는 시간이 다른데도 식후에 과일을 먹으면 어떻게 될까요?

'식후에 과일을 먹으면 트림이 나온다, 속이 거북해진다'는 사람이 있는데, 이는 탄수화물이나 동물성 단백질 위주의 음식이 소화돼 장으로 옮겨질 때까지, 나중에 먹었어도 먼저 소화가 된 과일이 장으로 내려가지 못하고 정체돼 부패되고 있다는 증거입니다.

20~30분만 지나면 소장으로 빨리 내려가야 할 과일이, 푹푹 찌는 듯한 무더운 여름 날씨 같은 섭씨 37도의 위 속에서 자동차 도로의 병목 현상처럼 다른 음식물로 인해 정체되기 때문에 순식간에 발효

되면서 다른 음식물까지 부패시켜 소화를 방해할 뿐만 아니라 불필요한 가스까지 가득 차게 됩니다. 그리하여 입에서는 맛있는 과일 향기가 아닌 부패된 냄새가 트림과 함께 화산이 폭발하듯이 뿜어져 나오게 됩니다. 그렇게 되면 '위산 과다'로 오인하고 약국으로 달려가 제산제(制酸劑)를 찾게 마련인데, 이러한 일이 습관화되지 않도록 하기 위해서는 과일을 식사 전에 먹는 것이 좋습니다.

간식 시간이나 식사 전의 위 속이 비어 있을 때 잘 익은 과일을 먹으면, 거기에 함유된 각종 비타민과 미네랄은 굉장히 빠른 속도로 흡수되므로 신체 전체에 기분 좋게 퍼지는 상쾌한 기분을 느낄 수 있는 '보약 중의 보약'이 됩니다.

그리고 학교에서 귀가한 자녀나 직장에서 퇴근한 남편에게 제일 먼저 과일을 내놓으면, 30분 동안 느긋하게 대화를 하면서 식사를 준비할 수도 있으며, 허겁지겁 식사하는 습관도 개선되므로 식사 전의 과일은 일석삼조의 효과를 거두게 됩니다.

노년에 접어든 저의 친구들은 대부분 당뇨병약이나 혈압약을 비롯해 각종 약을 한두 가지 또는 한 움큼씩 복용하고 있는 종합병원의 환자와 같은 상태입니다. 하지만 저만 유일하게 백내장 수술을 받지 않았으며, 또한 약물을 일절 복용하지 않고 활기차게 활동하고 있습니다. 동료들보다 제가 이렇게 건강하게 생활하는 것은 밥보다 훨씬 많은 양의 과일을 즐겨 먹고 있기 때문이라고 확신합니다.

왜 21일 동안 가공 식품을 멀리해야 하는가?

자연 건강법을 실천하는 데 있어서 첫 번째로 해야 할 일은 21일 동안 과자를 비롯한 모든 가공 식품과 패스트푸드를 멀리하는 것입니다. 그럼, 왜 21일 동안 가공 식품을 멀리해야 할까요?

미국 지폐에 등장하는 인물 '벤저민 프랭클린'은 "무슨 일이든 21일만 계속하면 그것이 습관이 될 수 있다. 단, 하루라도 중단하면 또 처음부터 21일을 계산해 다시 시작해야 한다"고 말했습니다. '습관은 제2의 천성'이라는 말처럼 무슨 일이든 21일 동안만 중단하지 않고 계속하면 저절로 습관이 됩니다. 자연 건강법을 실천하고자 하는 사람이라면 반드시 명심해야 할 말입니다.

우리 입안의 '혀'에는 맛을 느끼는 '미뢰세포(味蕾細胞)'가 있는데, 이 세포는 21일 주기로 새로운 세포로 교체됩니다. 21일 동안만 모든 가공 식품, 패스트푸드, 동물성 단백질, 카페인 음료, 과자를 비롯한 기호식품을 일절 섭취하지 않고 식생활 개선을 한 후, 다시 시험 삼아 먹어 보면 완전히 새로운 세포로 교체됐다는 것을 알 수 있습니다.

예를 들어, 매일 아침 신선한 채소와 과일을 샐러드로 해 먹거나 주스로 해 먹기 시작한 지 21일 후에 빵이나 우유, 고기, 과자 등을 먹어보는 것입니다. 전에는 그렇게 맛있게 느껴졌던 음식이 예전과는 전혀 다르다는 것을 느끼게 됩니다. 예외적으로 아직도 맛있게 느껴질 경우, 다시 한 번 21일 프로그램에 도전해보면 이번에는 틀림없이 이전의 맛을 느낄 수 없을 겁니다.

그리고 식사로 발아현미(40) + 찹쌀현미(10) + 콩(30) + 잡곡(20)의 밥을 21일 동안만 먹은 후에 흰쌀밥이나 밀가루 음식을 먹어 보면, 이전의 맛과는 전혀 다른 맛, 즉 '왠지 싱겁다'고 느끼게 됩니다.

단, 하루라도 중단하고 가공 식품이나 패스트푸드를 먹으면 혀는 과거의 음식을 몹시 탐합니다. 그렇게 되지 않도록 그날부터 다시 계산해 21일 동안 식생활을 계속 개선하는 것입니다.

그러면 완전히 새로운 세포로 교체된 혀는 이제까지 맛있다고 느끼면서 먹었던 음식들의 맛이 전혀 맛이 없는 식품으로 변해 있다는 것을 알게 됩니다. 바로 새로운 세포로 교체된 혀는 미각을 느끼는 센서가 되살아났기 때문에 몸에 적합하지 않은 음식을 배척하고 있는 것입니다. 그것은 '혀'에만 변화가 생긴 것이 아니라 눈에 보이지 않는 신체 내부에서 엄청난 변화가 생긴 것입니다.

그렇게 21일 동안만 열심히 하면, 신체는 그 노력에 대한 대가로 얼굴에서는 빛이 나기 시작하며, 체중 감소와 더불어 몸이 과거보다 훨씬 가벼워졌음을 알 수 있습니다.

그뿐만이 아닙니다. 식사 후에 느꼈던 더부룩한 위, 불쾌감, 속쓰림, 변비도 없어집니다. 그렇게 되면 21일만 더 해보는 것입니다. 그러면 콜레스테롤 수치, 혈당 수치, 혈압 등에도 분명히 조금씩 변화가 나타납니다.

칼로리 계산 위주의 다이어트에는 반드시 요요현상이 나타나게 마련인데, 자연 건강법에 근거한 다이어트는 요요현상도 저절로 해결돼 일석이조의 기쁨을 누릴 수 있습니다. 오랜만에 행복감을 느끼게 될 겁니다. 저를 비롯해 주변의 지인들이 직접 경험한 결과를 전해드리는 것입니다.

침대에서 누워서만 지내거나, 고양이 등처럼 구부정한 허리로 지팡이에 의존하는 노후 생활을 예방해 인생 최후의 삶을 최고조로 즐길 수만 있다면 이보다 더한 행복이 어디 있겠습니까!

'질병에 대한 예방이 치료보다 100배나 낫다'라는 말처럼 최고의 행복은 노년에 질병으로 고생하지 않고, 즐거운 마음으로 생활하며 인생의 진정한 가치를 발견하는 것이라고 생각합니다. 즐거운 마음으로 생활하면 행복의 호르몬인 '옥시토신'이 폭포수처럼 분비됩니다. 항상 행복감과 활기에 넘치는 노년의 건강은 최고로 값진 보석보다 더 가치 있는 아주 소중한 보물입니다.

왜 가공 식품과 패스트푸드를 멀리해야 하는가?

가공 식품은 식품 공장에서 생산되는 모든 식품과 패스트푸드를 가리키는 말인데, 원래 목적은 전장에서 싸우는 군인들을 위해 비상 식량으로 만든 것입니다. 제2차 세계대전이 종결된 후 군인용 가공 식품이 일반 시장에 출하돼 전 세계가 가공 식품에 눈뜨기 시작했습니다.

세계 최초의 패스트푸드는 1940년에 '맥도날드'라는 사람이 미국 캘리포니아 주에 햄버거 전문 식당을 창업한 것이 계기가 됐는데, 글로벌 기업 맥도날드의 역사는 1954년부터 시작됐습니다. 1955년 미국 일리노이 주의 데스플레인스(Des Plaines)에 맥도날드의 첫 프랜차이즈 매장을 오픈했습니다.

그 후 오픈하는 매장마다 큰 성공을 거둬 불과 5년 만인 1960년에 점포 수효는 200개가 넘었으며, 1968년에는 1,000개 이상의 매장을 오픈했습니다. 우리나라에서는 1988년 서울올림픽 개최에 맞춰 오픈했으며, 2001년에는 전 세계적으로 2만 8,000개가 넘는 매장을 오픈했습니다. 이처럼 맥도날드가 글로벌 기업으로서 성공을 거두자 '던킨도너츠, 버거킹, 웬디즈, 켄터키프라이드치킨' 등과 같은 회사가 우후죽순처럼 생겨났습니다.

또 한편으로 1950년대의 미국에서는 여성해방운동으로 인해 수많은 여성들이 사회에 진출하게 됐습니다. 식품회사에서는 TV를 통해 사회활동으로 시간이 부족한 여성들이 주방에서 시간을 허비할 필요가 없는 새로운 식품이 개발됐다고 선전하면서 가공 식품과 패스트푸드가 유행병처럼 전 세계로 확산됐습니다.

그 결과, 전 세계 각국에서 비만 인구가 기하급수적으로 늘어나기 시작했습니다. 2014년에 발표된 '세계의 비만 국가'에 관한 통계를 보면, 비만 인구가 제일 많기로 유명한 멕시코는 인구의 32퍼센트나 됩니다.

세계의 비만 국가(2014년 발표)

순위	국가	인구 100명당 비율(퍼센트)
1위	멕시코	32
2위	미국	31.8
3위	뉴질랜드	26.5
4위	칠레	25.1
5위	오스트레일리아	24.6
6위	캐나다	24.2
7, 8위	영국, 아일랜드	23
9위	룩셈부르크	22.1
10위	핀란드	20.2

비만율 1위의 멕시코는 상황이 너무 심각해 2013년부터 비만인들에게 부과하는 '비만세(肥滿稅)'를 도입했습니다. 이러한 제도는 아마 머지않아 전 세계적으로 확산될 조짐을 보이고 있습니다.

대부분의 가공 식품과 패스트푸드는 어떤 재료로 그리고 어떤 과정을 거쳐 생산되는 것일까요? Nutrition Therapy Institute의 교과서인 『FAST FOOD』에서는 식재료의 생산 과정과 유통 과정을 자세하게 설명하고 있습니다.

첫째, 가공 식품과 패스트푸드는 값이 싸야 합니다. 이러한 조건을 갖추기 위해서는 적은 비용으로 대량생산이 가능한 유전자변형 식품을 식재료로 사용할 수밖에 없습니다.

둘째, 소비자의 입맛을 사로잡아야 합니다. 그래서 화학조미료와 매우 저렴하면서도 설탕보다 180~200배나 달콤한 인공감미료 아스파탐을 비롯해 향미료, 착색료 등의 화학 물질을 사용합니다.

셋째, 유통 기한이 길어야 합니다. 방부제를 비롯한 화학첨가물을 사용하는 것 외에 유해균 발생을 예방하기 위해 방사선 조사를 할 수밖에 없습니다.

대부분의 가공 식품에 사용하는 화학첨가물은 일본에서만도 1,500가지에 달하는데, 그 숫자는 해마다 늘고 있습니다. 그로 인해 아토피성 피부염을 비롯해 원인을 알 수 없는 갖가지 질병이 발생하고 있습니다. '원인이 없는 결과는 있을 수 없다'라는 것은 누구나 다 아는 진리입니다.

가공 식품과 패스트푸드를 좋아해 오로지 그것만을 섭취한 결과 온갖 질병과 비만에 시달리던 사람들을 치료한 미국의 '버나드 젠센' 박사의 경험담과 환자들의 끔찍한 환부 사진은 그의 저서 『TISSUE CLEANSING THROUGH BOWEL MANAGEMENT』[18]에서 확인할 수 있습니다.

화학첨가물이 우리 신체에 어떤 영향을 미치는지에 대해서는 인터넷 검색창에 '식품첨가물'을 입력하면 그 종류와 부작용을 자세히

---

18) 우리나라에서는 『더러운 장이 병을 만든다』(국일미디어, 2014)라는 이름으로 출판됐습니다.

살펴볼 수 있습니다. 참으로 무서운 시대에 살고 있음을 확인할 수 있을 겁니다.

왜 식물성 발효 식품을 섭취해야 하는가?

어떤 학자는 "사람의 생명은 장(腸)이 90퍼센트 책임진다"고 했습니다. 내장기관인 장(腸)은 나무의 뿌리와 같은 역할을 하고 있어서 영양소의 흡수를 담당하고 있으며, 또한 면역세포의 70~80퍼센트가 집중된 곳으로, 대단히 소중한 장기입니다.

이처럼 소중한 장을 보호하기 위해 유익균의 대표격인 유산균과 비피두스균이 서식하고 있는데, 그들은 발효(醱酵) → 증식(增殖) → 사멸(死滅)을 거듭하고 있기 때문에 유산균이 살아 있는 발효 식품을 섭취해 지속적으로 유산균을 공급해줘야 합니다.

장에는 '유익균 : 유해균 : 중립균'이 '20 : 10 : 70퍼센트'의 비율로 존재하는데, 이들의 균형이 우리의 건강을 책임지고 있다 해도 과언이 아닙니다.

신경과 전문의인 '데이빗 펄머터' 박사는 그의 저서 『BRAIN MAKER』(2015년 출판)에서 장 건강을 위해서는 유산균이 풍부한 한국의 '김치'를 추천하고 있으며, 일본의 유산균 권위자로 알려진 '벤노 요시미' 박사도 그의 저서 『유산균 생활로 질병의 90퍼센트는 예방

할 수 있다(菌活で病気の9割は防げる)』(2014년 출판)에서 한국의 '김치', 특히 유산균이 매우 풍부한 '물김치'를 적극 추천하고 있습니다.

유산균 식품에는 우유를 발효시킨 동물성 유산균 음료도 있지만, 자연 건강법을 실천하고자 할 경우에는 김치, 물김치, 동치미, 된장, 고추장, 청국장, 낫토와 같은 식물성 발효 식품을 많이 섭취할 것을 권합니다.[19]

발효 식품에서 현재까지 발견된 유산균의 종류는 400여 종, 비피두스균의 종류는 40여 종인데, 이들의 주요 역할은 다음과 같습니다.

○ 장 속 환경미화원 역할

음식으로 섭취한 동물성 단백질에 유해균이 작용하면, 암모니아·인돌·스카톨·아민류·유화수소와 같은 악취를 풍기는 부패물질이 생성되는데, 이들이 간으로 흡수돼 해독 과정을 거쳐 신장을 통해 배출되므로 간과 신장이 가장 큰 피해를 봅니다. 우리 주변에는 신장장애로 투석을 하는 사람들이 의외로 많은데, 이들의 공통점은 동물성 단백질을 지나치게 좋아했다는 것입니다.

대장에 서식하는 비피두스균은 장 속 유해균의 증식과 부패를 억제하며, 장 속에서 발생한 유해물질이 비피두스균에 흡착돼 그대로

---

19) 참고로, 시중에서 판매되고 있는 일부 된장과 고추장에는 유통 과정에서 곰팡이가 생기지 않게 하기 위해 또는 발효로 인해 뚜껑이 열리는 것을 방지하기 위해 추가 가공을 하거나 방부제를 비롯한 각종 화학 물질을 첨가하므로 믿을 수 있는 제품을 구입하는 것이 좋습니다.

대변과 함께 배출되므로 질병과 노화를 예방하는 장 속 환경미화원 역할을 하고 있습니다.

○ 병원균 감염 예방

모유를 먹는 갓난아기의 장에는 비피두스균이 99퍼센트나 존재하는데, 그들이 만들어내는 유산(乳酸)과 초산(醋酸) 덕분에 대장의 환경은 수소이온농도(pH) 4.5~5.5의 산성으로 유지되고 있어 병원균의 증식이 억제돼 설사와 장염 및 변비 등을 예방해주고 있습니다.

물론 성인의 경우도 유익균, 특히 '락토바실러스 카제이 시로타균'이 많이 존재하면 독감의 병원균이 몸속으로 침입해도 간단히 물리칠 수 있다고 합니다.

○ 각종 비타민을 몸속에서 합성

장 속에 유익균이 많이 존재할수록 비타민이 많이 합성되므로 별도로 비타민제를 복용할 필요가 없다는 것을 알게 됩니다. 비피두스균이 합성하는 비타민은 비타민 B_1, B_2, B_3, B_5, B_6, B_7, B_9, B_{12}, K입니다. 비피두스균의 먹이는 주로 식이섬유와 식물성 발효 식품이므로 신선한 채소·과일·발효 식품을 날것으로 많이 섭취할 것을 적극적으로 권합니다.

◎ 면역력 향상, 발암 물질 분해

비피두스균에는 인체의 면역기능을 자극해 면역력을 향상시키는 물질이 존재하는데, 비피두스균의 일부는 자신을 융해(融解)시켜 균체 성분이 흡수됨으로 인해 면역 자극에 유익하다는 점도 밝혀졌습니다. 더구나 장 속에는 음식물 성분을 '니트로소아민'과 같은 발암 물질로 만들어 버리는 유해균이 서식하고 있는데, 비피두스균은 이러한 발암 물질을 분해해 배출시켜 버리는 역할도 합니다. 암 예방에 이보다 더 좋은 예방약은 없다고 합니다.

◎ 혈중 콜레스테롤 수치를 낮춤

혈액 속에 콜레스테롤이 필요 이상으로 존재하면, 동맥경화와 심장병을 일으키는 원인이 되기도 합니다. 비피두스균의 역할에는 콜레스테롤 수치를 낮추는 것도 포함돼 있습니다.

◎ 혈압 강하 작용

잘못된 식생활과 생활습관으로 인해 발생한 고혈압은 다양한 질병의 원인이 되고 있는데, 고혈압에는 '락토바실러스 헬베티쿠스 CM4균'이라는 유산균이 매우 효과적이라는 점이 인정되고 있습니다.

◎ 헬리코박터균이 감소함

위장에 헬리코박터균이 필요 이상으로 존재하면, 위궤양의 원인이 된다고 알려져 있습니다. 유산균 중에는 헬리코박터균 개체 수를 줄이는 역할을 하는 '락토바실러스 가세리 OLL2716균'이 있습니다.

오래전부터 유산균과 비피두스균에 관한 전문가들의 저서를 구입해 읽고, 유익균들의 역할을 알게 된 저는 '현미＋두유(집에서 만든 것)'로 만든 요구르트에 낫토와 계절 과일을 혼합해 매일 아침 먹고 있습니다.

왜 발아현미＋콩＋잡곡밥을 고집하는가?

현미의 유익한 점에 대해서는 이미 제3부에서 '방사성 물질도 해독시키는 현미'라는 주제로 자세하게 언급했으므로 여기서는 왜 우리가 발아현미를 섭취해야 하는지에 대해 설명하고자 합니다.

현미에 관한 자료는 '츠루미 다카후미'의 『음식양생대전(食物養生大全)』, 『올바른 현미식, 위험한 현미식(正しい玄米食,危ない玄米食)』, 『식양생으로 질병을 예방하다(食養生で病気を防ぐ)』와 '도죠 유리코'의 『약초의 자연 요법(薬草の自然療法)』을 참고했습니다.

현미가 건강에 좋다고 무턱대고 압력솥으로 밥을 지으면 '앱시스산(Abscisic acid), 피틴산(Phytic acid), 아크릴아마이드(Acrylamide)'라는 세 가지 독성 물질에 노출됩니다.

이 세 가지 독성은 현미로 인해 발생하므로 다음의 세 가지 지식만 기억하고 있으면 모두 간단히 해결할 수 있습니다. 이러한 방법을 모르고 오랫동안 현미밥을 먹으면, 위장장애, 소화불량으로 인한 설사나 악취가 나는 대변, 식욕부진, 손발이 차가워지는 현상, 까닭 없이 머리가 무겁고 아픈 증세, 어깨 결림, 몸이 붓기 시작함, 만성 피로, 불면증 등에 시달립니다.

○ 첫째, 압력솥으로 현미밥을 짓지 않는다

1960년대 후반에 압력솥이 등장한 것은 현미 때문이었다는 이야기가 있습니다. 현미밥은 딱딱해 아무리 씹어도 좀처럼 부드러워지지 않아 모두가 꺼리는 데 기인한 것 같습니다.

압력솥으로 밥을 지으면 내부 온도가 섭씨 150도를 초과하는데, 어떤 음식이든 120도를 초과한 온도에서 조리하면 암을 유발하는 물질이 발생합니다. 압력솥을 사용하지 않고 재래식 솥에 100도 정도의 온도로 밥을 짓거나 음식을 조리하면 아무런 문제가 발생하지 않지만, 높은 온도의 압력솥으로 조리하면 비타민과 미네랄이 반감됩니다.

요즘은 우리나라에서도 120도 이하로 밥을 지을 수 있는 전기밥솥이 나와 있으므로 가능하면 그것을 이용하는 것이 좋습니다. 압력솥, 전자레인지, 전기오븐을 사용하거나 직불구이, 로스구이, 기름에 튀기거나 굽는 방법은 모두 120도를 초과해 130~200도에 가까운 온도로 조리하기 때문에 고열로 인해 현미에 함유된 당질(糖質, 탄수화물)과 단백질이 마치 강력 본드로 꿈쩍도 하지 않게 붙인 것처럼 순식간에 강력히 접착됩니다. 그렇게 되는 현상을 '당화(糖化)'라고 하는데, 이 당화 현상에 의해 독성 발암 물질 '아크릴아마이드'가 발생하는 것입니다. 그럼 아크릴아마이드란 도대체 어떤 물질일까요?

2005년 세계보건기구와 유엔식량농업기구가 위원회를 공동으로 구성해 조사·발표한 바에 따르면, "식품 속의 아크릴아마이드는 건강에 해를 끼칠 우려가 있으므로 함유량을 줄여야 한다"라고 돼 있습니다.

2007년에는 네덜란드의 마스트리흐트대학교의 연구원들도 "비흡연 여성들이 아크릴아마이드를 섭취하면, 자궁내막암과 난소암에 걸릴 위험성을 높이게 된다"라는 역학조사 결과를 발표했습니다. 또한 2008년에도 "아크릴아마이드를 과다 섭취할 경우 신장암에 걸릴 위험성이 높다"라는 연구결과를 발표했습니다.

2014년 10월에는 일본 정부 산하단체의 하나인 식품안전위원회 소속의 '화학 물질·오염 물질 전문조사' 팀이 국내외 동물실험을 통해 밝혀진 종합적인 내용을 근거로 「아크릴아마이드는 유전적 독성을 가진 발암 물질」이라는 평가 보고서를 제출했습니다.

◉ 둘째, 현미는 24시간 이상 물에 불린다

어떤 씨앗이든 공기·수분·적당한 온도라는 3대 조건이 갖춰지면 싹이 트게 돼 있는데, 그 이전에 산화돼 부패되면 싹이 트지 않습니다. 그래서 모든 씨앗의 껍질에는 산화방지제 역할을 하는 '앱시스산(Abscisic acid, ABA)'이라는 물질이 존재합니다.

수천 년 된 고분을 발굴하던 도중 발견된 볍씨를 다시 심었더니 싹이 났다는 기사를 접한 적이 있습니다. 이러한 사실은 모든 씨앗이 싹틀 때까지 배아(胚芽)가 산화되지 않도록 보호 역할을 하는 물질 앱시스산을 창조주께서 씨앗의 껍질에 발라두셨다는 것을 증명하는 좋은 사례입니다.

미국 애플 사의 창업주 '스티브 잡스'를 모르는 사람이 없을 겁니다. 1955년 2월 24일에 태어나 2011년 10월 5일에 56세라는 젊은 나이에 췌장암으로 사망한 그는 채식주의자로 소문난 사람이었습니다. 많은 사람은 '채식주의자인 그가 왜 일찍 사망했을까?' 하고 의아해하고 있습니다.

홀리스틱 영양학 관점에서는 그가 췌장암으로 사망한 점에 초점을 맞추고 있습니다. 즉, 평소 아몬드를 즐겨 먹던 그의 식생활에 문제점이 있었다고 생각합니다. 아몬드는 아연을 포함한 미네랄과 건강에 좋은 지방이 다량 함유돼 있어서 채식주의자들에게 인기 있는 견과류입니다.

하지만 아몬드와 같은 견과류를 불에 볶지 않고 오랫동안 날것으로 섭취하면 당연히 췌장에 문제가 발생합니다. 날것의 씨앗에는 싹이 틀 때까지 배아가 산화되지 않도록 하는 앱시스산이라는 맹독성 물질이 함유돼 있기 때문입니다.

스티브 잡스의 췌장암은 맹독성 물질인 앱시스산으로 인해 췌장에 염증이 발생했고, 그 염증이 오랜 세월 동안 지속됨으로써 암으로 발전한 것이 아닌가 하고 생각해봅니다.

현미와 관련된 건강 서적들의 내용을 종합적으로 정리하면, 다음과 같은 결론에 도달합니다. 즉, 앱시스산을 해독하지 않고 현미를 지속적으로 섭취하면, 다음과 같은 증세가 나타납니다.

- 만성적인 피로
- 손발이 차가운 냉증
- 이유를 알 수 없는 두통
- 설사나 악취가 나는 대변
- 위장 장애로 인한 식욕부진
- 괜히 초조해하며 불면증에 시달림
- 어깨가 결리거나 몸이 붓기 시작함
- 신체의 여러 부위에 통증이 발생함

이처럼 무서운 역할을 하는 앱시스산은 현미를 수돗물이나 정수기 물이 아닌 생수에 24시간 정도 불리면, 그 맹독 성분이 간단히 사라집니다. 현미 외에 모든 잡곡도 24시간 정도 물에 불렸다가 밥을 지으면 앱시스산에 대한 공포는 사라집니다. 특히 콩은 48시간 물에 불리면, 싹이 틈과 동시에 새로운 영양소가 생성돼 더욱 좋습니다.

현미를 물에 불리면, 각종 미네랄을 흡착해 배출한다는 '피틴산 (Phytic acid)'도 미네랄과의 흡착이 해제되므로 피틴산은 피틴산대로,

미네랄은 미네랄대로 각자의 역할을 합니다.[20] 피틴산은 원래 몸속의 노폐물을 흡착해 대변으로 배출해 버리는 유익한 성분입니다. 그러므로 현미를 물에 24시간 불리면 일석이조의 효과를 거둘 수 있습니다.

들깨나 참깨처럼 작은 알갱이의 씨앗은 4~5시간 정도 물에 불려서 햇볕에 말린 후 날것으로 먹거나 각종 요리에 사용하면 건강에 많은 도움을 줍니다. 예를 들어 비빔밥에 넣거나, 밥을 짓거나, 생들기름을 짤 때도 이러한 방법을 사용하면 더욱 좋습니다.

여기서 추가로 언급하고 싶은 점은 수박씨, 포도씨와 같은 모든 과일의 씨앗에도 앱시스산이 존재하므로 무심코 씹어서 먹거나 삼키지 않도록 조심해야 합니다. 그러나 키위나 오이처럼 수분 속에 존재하는 매우 작은 씨앗은 그냥 섭취해도 상관없다고 합니다.

앱시스산에 대한 지식이 전혀 없는 사람들은 모든 씨앗은 건강에 좋은 것이므로 씹어서 먹어도 된다고 하거나 과일과 씨앗을 함께 갈아서 먹어도 된다고 하면서 믹서기를 홍보하는데, 이것은 위험천만한 일입니다.

◎ 셋째, 12시간마다 새로운 물로 교체한다

현미를 물에 불리면 계절에 따라 거품 같은 것이 생기는데, 이를 '발아독(發芽毒)'이라고 합니다. 이것은 바로 현미가 새싹을 움 틔우기

---

20) 참고로, 피틴산의 함유량은 현미에는 100그램당 2,400밀리그램, 백미에는 40밀리그램 존재합니다.

위해 하품을 한 결과로 생기는 것입니다. 사람이 아침에 일어나자마자 하품을 하며 화장실에 가서 볼일을 보는 것처럼 현미도 싹을 움틔우면서 앱시스산을 배출합니다. 마치 사람의 대변과 같은 일종의 노폐물입니다. 그러므로 현미를 물에 불리는 경우에는 2회 정도 물을 교체해줘야 하는데, 12시간 후에 한 번, 24시간 후에 다시 한 번 물을 교체한 후에 밥을 짓는 것이 좋습니다.

그렇게 되면 발아현미는 생명이 살아 숨 쉬는 '살아 있는 쌀'이 되는 것입니다. 일본 신슈대학(信州大學)의 자료에 근거해 발아현미의 아미노산을 정리하면 다음과 같습니다.

(각 100그램 기준)

	백미	현미	발아현미
총량(밀리그램)	6.3	7.3	7.6
유리 아미노산(밀리그램)	27.0	49.0	121.3
감마 아미노낙산(밀리그램)	5.0	8.0	26.8
필수아미노산 리신(밀리그램)	1.0	1.9	4.1

이 자료에서 유의해야 할 점은 발아현미에 다량으로 함유된 '리신'과 '감마 아미노낙산(酪酸, GABA)'입니다. 필수 아미노산의 일종인 '리신'이 백미의 4.1배, 현미의 2배가 넘는다는 점, 신경전달물질의 일종인 '감마 아미노낙산'은 백미의 5배 이상, 현미의 3배 이상 함유돼 있다는 점입니다.

'감마 아미노낙산'에 대한 자료를 종합적으로 검토해 보면 뇌(腦) 와 관련된 질병과 밀접한 관련이 있는 대단히 중요한 영양소로, 정신 의 안정과 치매 예방에 탁월한 역할을 하는데, 뇌와 척수(脊髓)에 많이 존재합니다. 정신이 불안정하여 초조해하거나 초기 치매 증세가 있는 사람은 '감마 아미노낙산'이 매우 부족하다는 점이 밝혀졌고, 예로부터 뇌 질병 예방에 치료약으로 이용됐습니다. 특히 뇌의 혈액 순환을 좋게 하여 뇌에 대한 산소 공급량을 증가시켜 정신 안정과 두 뇌를 명석하게 하는 일 외에도, 신장과 간 기능 향상, 비만의 원인인 중성지방 생성 억제, 혈압을 안정시키는 역할 등을 합니다.

이 밖에도 식이섬유의 양은 3퍼센트에서 4퍼센트로 증가하며, 항 산화 물질 '페룰린산(Ferulic acid)'도 증가해 활성산소를 제거하는 효율 이 40~75퍼센트까지, 멜라닌 색소를 억제하는 능력도 6퍼센트에서 88퍼센트까지 껑충 뛰어오릅니다.

이처럼 발아현미는 일반 현미에 비해 좋은 영양소만 생기게 하는 '살아 숨 쉬는 생명력이 있는 쌀'이므로 가능하면 집에서 직접 발아 현미를 만들어 밥을 짓는 것이 좋습니다.

왜 식이섬유가 부족하면 하지정맥류가 생기는가?

몇 년 전, 길을 가다 '하지정맥류 수술 전문'이라는 현수막을 본 적이 있습니다. 각종 자료를 조사해본 바에 따르면, '하지정맥류'는 식이섬유 부족으로 인해 발생한다고 돼 있었습니다.

식이섬유가 적은 음식을 섭취하면 대변 형성과 대장의 꿈틀운동이 안 돼 대변의 배출이 제대로 이루어지지 않는다는 것입니다.

그래서 변기에 앉아 아랫배에 힘을 주면, 하지정맥의 혈액도 압력에 의해 거꾸로 역류합니다. 하지만 하지정맥의 곳곳에서 혈액을 심장 쪽으로 퍼 올리는 역할의 판막(瓣膜, 밸브)에 가로막혀 혈액이 더 이상 역류하지 못하고 정체되므로 정맥이 울퉁불퉁 튀어나오게 되는데, 이것이 바로 '하지정맥류(下肢靜脈瘤)'입니다.

식이섬유가 풍부한 채소와 과일을 섭취하면 비타민과 미네랄을 비롯한 각종 영양소 흡수는 물론, 변비와 하지정맥류 예방에도 엄청난 도움이 됩니다. 그런데도 식이섬유 섭취를 소홀히 하고 동물성 단백질만 과다 섭취하면, 우리 인체는 언젠가는 값비싼 대가를 치르고 말 것입니다.

왜 견과류를 섭취해야 하는가?

견과류에 대한 일반적인 인식은 '견과류＝고칼로리 식품'입니다. 대부분의 견과류에는 지방이 다량 함유돼 있어, 섭취하기만 하면 모두 지방으로 전환되는 것으로 여기고 있기 때문에 그러한 견해가 굳어진 것 같습니다.

하지만 견과류는 많이 섭취할수록 날씬해진다는 통계가 있습니다. 미국에서는 1976년에 11개 주에서 86,016명의 30~55세 여성 간호사들을 대상으로 한 'Nurse's Health Study'라는 역학조사가 행해졌는데, 그 결과를 일목요연하게 정리하면 다음과 같습니다.

견과류를 먹는 횟수	참여 인원(명)	BMI 수치
거의 먹지 않는다	29,899	24.8
주 1회, 또는 월 1~3회	43,948	24.3
매주 2~4회	7,746	23.8
매주 5회 이상	4,423	23.4

견과류를 전혀 섭취하지 않는 사람들의 BMI 수치가 24.8인 데 비해 매주 5회 이상 섭취하는 사람들의 BMI 수치는 1.4포인트나 내려갔습니다.

이러한 통계 수치를 확인하기 위해 2013년에 일본 게이오대학교의 '이노우에 히로요시' 교수는 32명을 대상으로 6개월 동안 매일 아몬드 25개를 섭취하도록 한 연구결과를 발표했습니다.

처음엔 평균 체중 69.1킬로그램의 32명으로 출발했지만, 최후까지 참여한 19명에게서는 평균 체중이 65.7킬로그램으로 감소했습니다. 불과 6개월 만에 마이너스 3.4킬로그램이라는 좋은 결과를 얻을 수 있었습니다. 그들의 식생활에 특별한 변화를 주지 않았는데도 이러한 결과가 나타난 것입니다.

조사 자료를 자세히 검토해보면, 처음 1개월 동안에는 체중이 증가한 경우도 있었지만 대부분 체중에 변화가 없었다고 합니다. 3개월째부터는 차츰 체중이 감소하기 시작해 3개월이 지난 시점에서는 69.1킬로그램에서 68.4킬로그램으로 감소량은 평균 0.7킬로그램에 불과했습니다. 하지만 4개월째부터는 급속도로 체중이 줄기 시작해 6개월이 지난 시점에서는 처음 시작할 때보다 무려 3.4킬로그램이나 감소했습니다.

그럼, 견과류를 매일 섭취하면 왜 날씬해질까요? 그 점에 관해 견과류에 관한 자료를 수집해 검토해보니, 다음과 같은 점들을 발견할 수 있었습니다.

◉ 영양소가 골고루 함유돼 있다

아몬드를 예로 들면, 탄수화물이 19.7퍼센트, 지방이 54.2퍼센트, 단백질이 18.6퍼센트 그리고 각종 비타민과 미네랄이 골고루 함유돼 있습니다. 특히 지방에는 오메가9 계열의 지방산이 35.16퍼센트, 포화지방산이 4.13퍼센트, 기타 지방산은 12.68퍼센트 함유돼 있습니다.

견과류 중에서 가장 인기 있는 아몬드는 100그램을 기준으로, 항산화 물질로 널리 알려진 비타민 E가 31밀리그램 그리고 미네랄로는 칼륨 770밀리그램, 칼슘 230밀리그램, 마그네슘 310밀리그램, 인 500밀리그램, 철분 4.7밀리그램, 아연 4.0밀리그램, 구리 1.35밀리그램,

망간 2.63밀리그램 등 우리 인체에 꼭 필요한 영양소가 다양하게 함유된 뛰어난 항산화 식품입니다.

화장품과 대형 생선을 통해 흡수된 해로운 중금속인 수은을 배출하는 데 뛰어난 효력이 있는 미네랄 '셀레늄'은 해바라기 씨 100그램에 95밀리그램이나 함유돼 있으며, 특히 체지방 감소와 여드름 억제에 뛰어난 효과를 나타내는 '크롬'은 호박씨 100그램에 13마이크로그램이 함유돼 있습니다. 더구나 크롬은 인슐린과 밀접히 작용하는 당뇨병 예방 미네랄입니다.

○ 날씬하게 해주는 기름이 많다

'날씬하게 해주는 기름'이라는 별명의 오메가9 계열의 지방은 '올리브기름'에 가장 많이 존재하는데, 아몬드를 비롯해 피스타치오, 땅콩과 같은 각종 견과류에도 다량 함유돼 있습니다.

체중 조절에 가장 중요한 호르몬은 '테스토스테론'인데, 이 호르몬은 체지방 분해와 연소에 깊이 관여해 근육의 합성을 촉진하는 역할을 하므로 이 호르몬이 많이 분비될수록 체지방이 줄어듭니다. 이 호르몬은 특히 오메가9 계열의 지방산을 원료로 해 분비되므로 견과류의 지방은 체지방 감소에 큰 역할을 합니다. 마치 100미터 달리기 선수의 뒤쪽에서 부는 순풍과 같은 역할을 하는 것입니다.

왜 생식과 화식의 8:2 비율을 지켜야 하는가?

영양학자에 따라 '생식(生食) 대 화식(火食)'의 비율을 다르게 언급하므로 많은 사람이 당황해하고 있습니다. 저는 『여성을 위한 내추럴 하이진(女性のためのナチュラル・ハイジーン)』(2007년 출판)에서 "가열한 것을 20퍼센트 이하로 섭취하면, 백혈구 세포의 급증은 발생하지 않기 때문에 식사의 80퍼센트 정도를 날것으로 할 것을 권장한다"라는 내용에 주목했습니다.

여기서 유의해야 할 점은 '가열한 음식을 20퍼센트 이하로 섭취하면 백혈구 세포의 급증은 발생하지 않는다'는 점입니다. 독자 여러분도 잘 알다시피 백혈구는 면역시스템의 파수꾼입니다. 인체에 해로운 이물질이 들어오면, 백혈구(림프구, 과립구, 단구)가 앞장서서 이들을 격퇴시키는데, 이 과정에서 다량의 활성산소가 발생합니다.

그러한 이유로, 저는 생식과 화식의 비율을 가능하면 8:2로 유지하려고 노력하고 있습니다. 저희 집에서는 평소에 손님이 오지 않아도 반찬 종류가 최소한 10종류 이상 되는데, 그중 8종류 이상은 날것으로 조리해달라고 아내에게 부탁합니다. 사실, 반찬을 80퍼센트 이상 날것으로 조리해 먹어도 밥과 국은 화식이므로 전체적으로 보면 생식은 50~60퍼센트에 불과합니다.

저는 많은 분에게 영양에 관해 이야기할 때마다 이러한 사실을 빼놓지 않고 말합니다. 그러면 "아니 그렇게 많은 반찬을 꼭 먹어야만 하나요? 부인에게 미안하지도 않으세요?"라는 말을 종종 듣곤 합니다.

사실, 반찬이 그렇게 화려하지도 않습니다. 된장찌개나 미역국은 매일 나오는 단골 반찬이고, 생선이 1~2종류, 해조류(김, 파래, 톳, 물미역)가 2종류, 콩자반, 멸치볶음, 무 반찬(깍두기, 채나물)은 하루도 빼놓지 않고 2종류, 김치(배추김치, 파김치, 물김치, 총각김치, 열무김치, 오이김치, 갓김치, 부추김치 등)를 밑반찬으로 준비해두고 계절에 따라 다른 반찬을 만들어 거의 매일 10종류 이상을 골고루 섭취하고 있습니다. 그리고 사정이 허락하면 낚시를 좋아하는 친구들과 가끔 바닷고기를 낚아 회로 먹기도 합니다.

왜 음식 궁합이 중요한가?

아무리 좋은 재료로 만든 맛있는 음식이라도 제대로 소화·흡수가 되지 않으면, 금전과 에너지만 낭비할 뿐, 건강에는 아무런 도움이 되지 않고 오히려 역효과만을 초래합니다.

단백질이 위장과 소장에서 제대로 소화되지 않으면 해로운 세균들의 먹이가 돼 부패합니다. 단백질이 몸속에서 부패하면 장을 오염시키고, 그로 인해 '인돌, 스카톨, 암모니아, 유화수소'를 발생시켜 혈액을 오염시킬 뿐만 아니라 입에서 썩는 냄새가 나서 주위 사람들의 얼굴을 찡그리게 합니다.

또한 지방(기름)이 소장에서 제대로 소화되지 않으면 단백질과 마찬가지로 장에서 부패 현상이 발생해 해로운 세균들은 콜레스테롤을 먹고 질병의 원인이 되는 과잉의 호르몬 분비를 촉진합니다. 지방은 산화되기 쉬우므로 산화된 지방은 독성 물질인 활성산소를 만들어내고, 신체의 가장 기본적인 요소인 세포들의 건강을 악화시켜 노화를 촉진시킵니다. 그리고 무엇보다도 혈관에 쌓여 플라크를 형성하므로 혈관은 녹이 슨 수도관처럼 좁아지며 동맥경화로 이어집니다.

탄수화물이 소장에서 제대로 소화되지 않으면 해로운 세균들의 먹이가 되고, 비정상적인 발효를 해 가스가 차게 됩니다. 이어서 소화가 되지 않은 채로 대장으로 옮겨가면 변비와 설사를 일으키고, 혈액으로 흡수됩니다. 그리고 혈액 속에서 유해균들의 먹이가 되며, 혈액의 수소이온농도(pH)가 산성 쪽으로 기울어집니다. 그렇게 되면, 신체는 혈액을 본래의 알칼리성(pH 7.35~7.45)으로 회복시키기 위해 뼈와 치아에서 칼슘을 녹여내어 중화시키려고 하기 때문에 뼈와 치아가 약해질 수밖에 없습니다.

위의 몇 가지 사실만 살펴봐도 모든 질병은 소화불량에서 시작된다고 해도 과언이 아닙니다. 그러므로 음식이 제대로 소화되기 위해서는 음식과 음식의 조합, 즉 음식 궁합이 맞아야 합니다.

모든 음식은 구성 요소에 따라 소화와 흡수 시간이 다르기 때문에 단시간에 소화가 되는 식품과 장시간에 걸쳐 소화가 되는 식품을 함께 섭취하면 소화불량으로 인해 위에서부터 부패되기 시작합니다. 물론 부드럽고 수분이 많은 식품이 소화·흡수가 빠르고, 동물성 단백질처럼 단단한 음식은 많은 시간이 걸리는데, 소화·흡수에 시간이 걸리는 순서대로 정리하면 다음과 같습니다.

• 물 → 주스 → 과일, 스무디, 수프 → 채소 → 콩류, 곡류 → 견과류, 씨앗 → 달걀 → 유제품 → 생선 → 육류, 가금류

'탄수화물＋채소'와 '동물성 단백질＋채소'는 궁합이 맞는 식품이지만, '동물성 단백질＋탄수화물'은 위장에서의 소화 시간이 서로 다르기 때문에 부패돼 소화에 많은 시간이 걸립니다. 그래서 저는 지인들에게 고기나 생선회를 먹어야 할 경우에는 동물성 단백질과 채소의 비율을 1:9로 해 섭취하되, 밥은 아예 먹지 않는 것이 소화 시간을 단축시키는 데 도움이 된다고 조언하고 있습니다.

독자 여러분도 실제로 테스트해보면, 그 효과를 경험할 수 있습니다. 저는 육류를 그다지 좋아하지 않고 생선회를 좋아하기 때문에 집에서 생선회를 먹는 날에는 으레 채소를 듬뿍 먹고 밥은 아예 먹지 않습니다. 그렇게 하면 다음 날 아침에 몸이 매우 가벼우며, 상쾌한 기분으로 일과를 시작할 수 있습니다.

더구나 생선회에는 생선 자체를 소화시키는 소화효소가 많이 존재하기 때문에 별도의 소화효소가 필요하지 않습니다. 하지만 불에

익힌 육류에는 고기 자체를 소화시키는 소화효소가 모두 사멸됐기 때문에 우리 인체에서 생성된 소화효소를 공급해야만 소화할 수 있습니다.

즉, 불에 익힌 육류의 소화에는 많은 에너지(소화효소)를 빼앗기게 되므로 이튿날 아침 무거운 몸으로 잠자리에서 억지로 일어나게 된다는 것은 이미 많은 분이 경험하고 계실 겁니다. 그러므로 부득이하게 육류를 먹어야 할 경우에는 두세 점 먹는 데 그치는 것이 좋습니다.

5부

자연
건강법을
위한
기본 지식

두 끼의 식사는 자신을 위해서, 한 끼의 식사는 의사를 위해서

- 독일 속담 -

01

영양제의
불편한 진실

자동차 엔진에 연료만 공급된다고 해서 자동차가 빨리 달릴 수는 없습니다. 시동을 걸기 위한 배터리, 엔진에는 오일과 부동액, 타이어에는 공기와 같은 것들이 부족하면 자동차가 제대로 움직일 수 없습니다. 사람도 3대 영양소(탄수화물, 지방, 단백질) 외에 비타민과 미네랄도 있어야 신체 기능이 제대로 작동하도록 설계돼 있습니다.

비타민과 미네랄은 3대 영양소와 달리 에너지가 되는 물질은 아니지만, 신체 기능 유지에 없어서는 안 되는 매우 중요한 영양소입니다. 특히 몸속의 다양한 화학 반응(효소활성)을 돕는 역할을 해 모든 반응의 진행과 조절을 하는 물질입니다. 비타민과 미네랄에는 각각의 중요한 역할이 부여돼 있고, 서로 연계 플레이를 하면서 역할

분담 및 에너지 생산 과정과 대사활동을 착실하게 수행하고 있습니다.

3대 영양소가 대사될 때 필요로 하는 비타민과 미네랄이 제대로 공급되고 있으면, 3대 영양소는 에너지로 전환됩니다. 하지만 필요한 만큼의 비타민과 미네랄이 제대로 공급되지 않으면, 오늘날 많은 사람에게서 나타나는 에너지 부족(기운이 없다)과 그로 인해 노폐물이 제대로 배출되지 않아 비만으로 이어집니다.[21]

오늘날 흔히 볼 수 있는 성인병의 배경에는 비타민과 미네랄 부족이 중대한 원인이 되고 있어, 발전소 역할을 하는 '미토콘드리아'의 기능을 저하시키고 있다고 할 수 있습니다. 미토콘드리아가 세포에 에너지를 제대로 공급하지 못하기 때문에 소화와 흡수 효율이 떨어지고, 그로 인해 또다시 에너지 공급이 제대로 이뤄지지 않습니다.

이러한 악순환의 고리를 끊기 위한 핵심은 비타민과 미네랄인데, 이들은 모두 식물성 식품과 해조류 및 어패류를 통해서만 섭취할 수 있는 영양소입니다. 그러므로 음식을 골고루 섭취하는 데 신경을 쓰기보다는 영양소를 골고루 섭취하는 데 신경을 써야 우리의 건강이 유지됩니다.

그럼에도 영양에 관한 정확한 지식도 없이 귀동냥으로 얻어들은 지식이나 주변 사람들의 권유로 영양제를 마치 보약처럼 여겨 복용하다가 부작용으로 고생하고 있는 분들이 의외로 많다는 사실에 놀

---

21) 비만인들은 비타민과 미네랄 및 항산화 물질이 풍부한 채소와 과일 섭취를 소홀히하는 경향이 있습니다.

라지 않을 수 없습니다.

보약과 영양제를 과다 복용해도 되는가?

제 친구 중의 한 명은 평소 술을 좋아하지 않는데도 컨디션이 조금만 좋지 않으면 병원으로 달려가거나 영양제와 보약을 먹는 습관이 있었는데, 50대에 사망했습니다. 경제적으로 여유가 있었던 친구는 몸에 좋다고 생각하는 영양제나 보약을 너무 많이 먹은 것이 화근이 돼 간경화로 사망한 것입니다. 보약과 영양제를 과다 복용한다고 해서 무조건 우리 몸에 좋은 영향을 주는 건 아니라는 것을 그 친구의 사례를 통해 알게 됐습니다.

우리의 건강을 남에게 맡기거나 영양제를 비롯한 건강보조식품에 지나치게 의존하면 해독작용을 하는 간과 신장에 뜻하지 않은 부작용이 발생하게 마련입니다. 저는 홀리스틱 영양학을 공부하면서 영양제는 위급한 상황에서 일시적으로 효과를 나타내지만, 장기적으로 복용하면 심각한 문제가 발생한다는 것을 구체적으로 이해하게 됐습니다.

미국 영양사협회(ADA)의 발표에 따르면, 비타민 A를 식품을 통해 섭취하면 부작용이 발생하지 않지만, 비타민 A만 단독으로 과다 복용하면 다양한 부작용이 나타난다고 합니다. 그중 하나가 임신 초기에 비타민 A를 과다 복용하면, 유산 및 기형아 출산 등의 위험성이 있다는 것은 널리 알려진 사실입니다.

비타민 C의 경우도 임신부가 과다 복용하면 몸속에서 방어 시스템이 작동해 과잉된 비타민 C를 체외로 배출시키게 돼 있습니다. 태아는 이 방법을 모태에서 학습했기 때문에 아기는 태어난 후에도 모태에서 배운 대로 비타민 C를 체외로 배출시켜 버립니다. 그로 인해 아기는 태어나자마자 즉시 괴혈병에 걸린다는 보고도 있습니다.

비타민 D의 경우, 칼슘을 뼈와 치아에 저장하는 데 꼭 필요한 영양소이지만, 영양제 형태로 과다 복용하면 오히려 뼈에서 칼슘을 녹여내어 버립니다. 뼈를 튼튼히 할 목적으로 섭취한 영양제로 인해 오히려 골다공증으로 발전한다니 참으로 어처구니가 없습니다. 그뿐만 아니라 요로결석을 형성하고, 신장기능장애, 골조직의 석회화, 기타 미네랄의 흡수를 방해합니다.

비타민이든 미네랄이든 모든 영양소는 천연 식품을 통해 다른 영양소와 연계 플레이로 작용해 흡수돼야 우리의 건강이 유지되도록 설계돼 있습니다. 하지만 이러한 자연의 법칙을 무시하고 필요한 영양소만 단독으로 과다 복용하면 반드시 문제가 발생합니다.

그러므로 간편하게 비타민 영양제로 건강을 유지하기보다는 제철의 신선한 채소나 과일을 많이 섭취하여 비타민을 지속적으로 공급해야 한다는 점을 기억해 두기 바랍니다.

칼슘 영양제를 단독으로 많이 먹으면 좋은가?

골밀도 검사에서 골다공증이 확인되면, 일부 영양사나 의사는 칼슘 부족에는 우유를 마시는 것이 좋다고 권하거나, 칼슘 제품을 섭취하라고 권하기까지 합니다. 심지어 어떤 신문에서는 한 면 전체에 걸쳐 우유와 칼슘 제품의 중요성과 많이 섭취할 것을 적극적으로 권장하기까지 합니다.

영양에 관한 기초 지식이 없는 일반인들은 최신 영양학에 관한 지식이 부족한 사람들의 권고 또는 TV 및 신문 기사를 액면 그대로 받아들여 칼슘 제품이나 우유를 다량으로 섭취합니다. 그렇게 하면 금방이라도 골다공증이 해결될 것 같은 생각에 열심히 섭취합니다.

골다공증약을 복용하면 골밀도는 향상되지만, 칼슘이 너무 많아진 탓에 콜라겐이 부족한 뼈가 돼 골절되기 쉬워집니다. 이것은 마치 철근이 들어 있지 않은 콘크리트 구조물이 쉽게 부서지는 것과 같습니다. 『의사의 거짓말 42가지』(성안당, 2016년 출판)에서는 골다공증약에는 '비스포스포네이트' 계열이 있는데, 여기에는 턱뼈가 망가지는 무시무시한 부작용이 있다고 밝히고 있습니다.

채소에 함유된 칼슘은 마그네슘을 비롯한 각종 미네랄과 적당한 비율로 흡수되기 때문에 별다른 문제를 일으키지 않습니다. 하지만 마그네슘이 턱없이 부족한 우유나 골다공증약 같은 고칼슘의 제품을 섭취했을 경우에는 혈액 속의 칼슘 농도가 급격히 높아진다는 점이 문제가 되는 것입니다.

급격히 칼슘 농도만 일정 비율 이상을 초과하면, 신장은 서둘러 배출해야 합니다. 긴급하게 배출하지 않으면 여러 가지 장애를 일으키기 때문에 세포 속에 증가한 칼슘을 밖으로 길어내는 역할을 하는 것이 세포막에 있는 '이온 펌프'입니다. 그러나 이온 펌프는 마그네슘이라는 미네랄이 부족하면 작동이 안 돼 칼슘을 길어낼 수 없습니다. 또한 혈액 속의 마그네슘 부족 상태가 지속되면, 일정한 상태로 유지돼야 하는 항상성 유지 기능으로 인해 마그네슘이 뼈에서 녹아 나옵니다.

인체에 존재하는 칼슘은 약 1.1킬로그램, 마그네슘은 60그램으로 그 차이는 약 20:1 정도입니다. 그중 칼슘의 99퍼센트와 마그네슘의 60퍼센트는 뼈와 치아에 저장돼 있습니다.

이처럼 인체에 원래 적게 분포된 마그네슘이 뼈에서 녹아 나오면, 뼛속 마그네슘이 부족해집니다. 뼛속에 마그네슘이 부족하면, 아무리 많은 칼슘을 섭취해도 뼈가 제대로 형성되지 못합니다. 골다공증을 예방하기 위해 섭취하는 우유와 골다공증약으로 인해 오히려 뼈가 약해지는 정반대의 결과를 초래하는 것입니다.

02

비타민과
미네랄

비타민과 미네랄의 중요성을 알아야 한다

탄수화물 섭취로 만들어진 포도당은 '구연산 사이클'이라는 복잡한 과정을 거치는 동안 에너지로 바뀌어 신체에 활력소를 제공합니다. 하지만 포도당이 원활하게 연소되기 위해서는 비타민 B군과 미네랄이 필수입니다.

비타민과 미네랄이 부족하면 포도당 연소 효율이 저하되기 때문에 에너지 생산에 지장이 생깁니다. 대사(代謝)를 진행하는 데 필수 영양소가 부족하면 구연산 사이클 도중에 포도당 일부가 지방으로 바뀌고 우리 몸에 축적돼 비만으로 이어집니다. 이해하기 쉽게 말하면,

운동장 한 바퀴를 돌아 골인 지점에 와야 하는데, 달리는 도중 코스를 이탈해 엉뚱한 곳으로 가버린 자격 상실의 달리기 선수가 돼 버린 꼴입니다.

많은 사람이 설탕의 과다 섭취로 인해 비만이 된다고 생각하고 있는데, 단순하게 당(糖)이 많다는 것만이 문제가 되는 것이 아니라 함께 작용하는 필수 영양소 부족으로 인해 체지방이 증가하는 것입니다. 즉, 비타민과 미네랄 부족으로 인한 '당대사 이상(糖代謝異常)'이 비만의 원인이 되는 것입니다.

가장 좋은 예로, 무릎 통증은 비타민과 미네랄 부족으로 인해 생긴 것입니다. 무릎 관절의 연골은 70~80퍼센트의 수분, 콜라겐, 뮤코다당류(Muco多糖類), 연골세포 등으로 형성돼 있습니다. 뮤코다당류는 스펀지처럼 수분을 흡수하는 성질이 있기 때문에 관절에 압력이 가해져도 수분량을 잘 조절해 연골의 역할을 원활하게 조절하고 있습니다. 뮤코다당류의 수분 속에는 마그네슘과 칼륨 등의 미네랄 외에도 비타민 B군과 C가 포함돼 있어야 합니다. 하지만 이들의 부족으로 인해 연골의 수분 함유량이 감소해 연골끼리 서로 부딪치면서 관절에 염증이 생기고, 통증과 부기를 수반해 활동에 지장을 초래한다는 것이 밝혀졌습니다.

누구에게나 활기 넘치는 건강과 날씬한 몸매를 유지하고 싶은 욕망이 있습니다. 우리의 식생활을 되돌아보면서 살아 있는 비타민과 미네랄을 매일의 필요량만큼 섭취하고 있는지를 재검토해봐야 합니다.

비타민의 역할과 종류

비타민은 그동안 수없이 발생한 질병으로 인해 발견된 영양소입니다. 예를 들어, 비타민 C 부족으로 인한 괴혈병(壞血病)은 십자군 전쟁의 군인들과 초기 탐험가들에게 발생해 유럽에서는 예로부터 잘 알려진 질병이었습니다.

그러나 실제로 비타민이 발견된 것은 20세기 초였습니다. 비타민 (vitamin)의 'Vita'는 라틴어로 '생명'을 의미하며, 'Amine'은 '질소를 포함한 것'이라는 의미인데, 최초에 발견된 비타민이 질소를 포함하고 있었기 때문에 'Vitamine'이라고 불렀습니다. 하지만 그 후 발견된 대부분의 비타민은 '아민(Amine)'이 아니라는 점이 밝혀졌기 때문에 'Vitamin'으로 표기하게 됐습니다.

현재 비타민은 13종류가 거론되고 있습니다. 어느 것이나 미량이 필요하지만, 부족하면 각각의 비타민으로 인한 특유의 결핍증이 발생해 생명활동을 유지할 수 없게 되는 필수 영양소입니다. 인체 내에서는 필요량 모두를 합성하는 것이 불가능하기 때문에 식품을 통해서만 섭취할 필요가 있습니다. 하지만 조리 방법에 따라 변질되는 경우가 있습니다.

대부분의 비타민은 탄수화물, 지방, 단백질 대사를 원활하게 하는 윤활유와 같은 역할을 합니다. 또 혈관과 점막, 피부, 뼈 등의 건강을 유지하며, 신진대사를 촉진해 성장과 소화촉진 및 질병에 대한 저항력을 돕는 역할을 하고 있습니다.

그럼에도 많은 사람은 동물성 단백질만 중요시해 많이 섭취하고, 비타민과 미네랄은 소홀히하는 경향이 있습니다. 천연 비타민과 미네랄 섭취를 소홀히하면 나이가 들수록 체온이 낮아지는데, 세포 속 발전소 미토콘드리아는 비타민과 미네랄의 지원 없이는 에너지를 생산할 수 없기 때문입니다.

◎ 지용성 비타민

지용성(脂溶性)으로는 비타민 A, D, E, K가 있는데, 비타민 E는 공기 접촉과 열에 약한 것이 특징입니다. 인공적으로 합성한 지용성 비타민을 지속적으로 섭취하면 부작용이 나타나기 때문에 복용에 상당한 주의가 필요합니다.

◎ 수용성 비타민

수용성(水溶性)으로는 비타민 B군과 C가 있는데, 이들은 물에 잘 녹기 때문에 일부는 열과 냉동에 약합니다. 열에 약한 것으로는 B_1, B_5, B_{12}, C, 냉동에 약한 것은 B_5, B_6가 있습니다. 이들은 지용성 비타민과 달리, 과잉으로 섭취해도 몸속에 축적되지 않고 배출돼 버리므로 과잉증이 될 염려는 없습니다.

비타민은 생체의 건강에 항상 필요한 존재이므로 매일 식사를 통해 일정량을 섭취할 필요가 있지만, 인공적으로 합성한 것에는 부작용이 있으므로 지속적으로 복용할 경우에는 상당한 주의가 필요합니다.

인체 내의 장에서 합성되는 것으로는 B_1, B_2, B_3, B_5, B_6, B_7, B_9, B_{12}가 있습니다. 따라서 "사람의 목숨은 장이 90퍼센트 책임진다"는 말처럼 '장을 튼튼하게 하는 식이섬유를 많이 섭취하면, 비타민 B군 걱정은 할 필요가 없다'는 결론에 이르게 됩니다.

미네랄의 주요 기능

미네랄(무기질)은 더 이상 단순한 물질로 변환되지 않는 화학분자입니다. 물질을 구성하는 기본 단위인 원소는 식물도 동물도 만들어낼 수 없는 물질로, 자연계에는 100종류 이상 존재합니다. 우리가 식사를 통해 섭취하고 있는 주요 미네랄은 식물이나 동물이 만든 것이 아니라 그들이 대지나 물에서 섭취해 인간에게 제공하는 중계 역할을 할 뿐입니다.

인체의 96퍼센트는 산소·탄소·수소·질소, 4종류의 원소로 구성돼 있고, 나머지 4퍼센트에 해당하는 원소를 영양학에서는 미네랄 또는 무기질(無機質)이라고 합니다.

체중 60킬로그램의 사람을 예로 들면, 인체에 존재하는 미네랄의 양은 다음과 같은 순서로 나열할 수 있습니다.

원소(원소기호)	존재 비율(퍼센트)	중량(그램)
칼슘(Ca)	1.8	1,100
인(P)	1.0	600
칼륨(K)	0.4	240
유황(S)	0.3	180
나트륨(Na)	0.2	120
염소(Cl)	0.2	120
마그네슘(Mg)	0.1	60

이 중에서 칼슘은 인(燐)과 결합해 인산칼슘이 돼 뼈와 치아의 딱딱한 부분을 형성하고 있습니다. 칼륨과 나트륨, 염소, 마그네슘은 세포의 안팎을 출입하면서 세포에 전기를 일으키는데, 한 세포에서 일으킨 전기가 다음 세포로 전달돼 신경 전달이 이뤄지고 있는 덕분에 사람이 살 수 있는 것입니다.

자동차 엔진에 연료가 공급돼도 배터리, 부동액, 타이어의 공기가 부족하면 자동차가 제대로 달릴 수 없는 것처럼 인간에게도 3대 영양소 외에 미네랄도 충분히 공급되고 있어야 신체 기능이 제대로 작동합니다. 미네랄의 주요 기능을 정리하면 다음과 같습니다.

• 뼈 · 치아 · 혈액의 성분, 신경 · 근육 등의 중요한 구성 요소인 미네랄에는 '칼슘, 마그네슘, 인, 불소, 철분' 등이 있습니다.
• 전해질로 작용해 몸속의 수분량을 적절하게 유지하며 산과 알칼리의

건강 서적 100권, 한번에 읽기

균형을 조절하는 미네랄에는 '나트륨, 칼륨, 염화물' 등이 있습니다.

- 신진대사의 반응을 일으키는 가장 중요한 영양소인 효소의 역할을 돕는 미네랄에는 '마그네슘, 아연, 구리, 철분, 망간, 셀레늄, 몰리브덴, 니켈' 등이 있습니다.

- 신경 전달과 근육 수축을 돕는 미네랄에는 '나트륨, 칼륨, 칼슘, 마그네슘' 등이 있습니다.

- 인체에 축적된 '납'과 '카드뮴'을 배출시키는 미네랄에는 '셀레늄, 철분, 아연, 마그네슘, 칼슘' 등이 있습니다.

- 채소를 통해 흡수된 농약 성분 '비소'를 배출시키는 미네랄에는 '셀레늄'이 있습니다.

- 주로 화장품과 대형 생선을 통해 흡수된 '수은'을 배출시키는 미네랄에는 '셀레늄, 칼슘, 아연' 등이 있습니다.

03

항암제 역할의
항산화 물질

항산화 물질이란 무엇인가?

'항산화 물질'은 영어로 'Phyto-chemical(피토케미컬=파이토케미컬)'이라고 하는데, 'Phyto'는 그리스어로 '식물', 영어 'chemical'은 '화학 물질'을 의미합니다.

그러면 왜 이 '식물성 화학 물질'을 항산화 물질(抗酸化物質)이라고 할까요? 식물은 동물과 달리, 위험을 피하기 위해 자유자재로 이동할 수 없으므로 해충의 공격과 태양의 자외선으로부터 스스로를 보호할 수 있는 장치가 마련돼 있는데, 그것이 바로 식물성 화학 물질인 '피토케미컬'입니다.

뉴스위크 1994년 4월호에서는 항산화 물질을 가리켜 '비타민·미네랄을 초월하는 물질, 암 예방 티켓'이라고 보도한 적이 있습니다. 항산화 물질은 인체로 들어오면 항산화력(抗酸化力)을 발휘해 활성산소의 공격으로부터 세포가 산화(酸化)되지 않도록 보호하는 역할을 합니다.

대표적인 항산화 물질로는 '베타카로틴, 안토시아닌, 라이코펜, 플라보노이드'가 있습니다. 이러한 물질들은 암을 예방할 뿐만 아니라 동맥경화, 뇌졸중, 심근경색, 혈관장애 등의 성인병 예방 외에도 노화방지에 탁월한 역할을 하고 있습니다. 이처럼 중요한 물질인데도 이에 대한 지식 부족으로 일부 사람들은 채소와 과일 섭취를 중요시하지 않고 있어서 참으로 안타깝습니다. 항산화 물질은 종래의 5대 영양소와 달리, 즉시 결핍증이나 질병을 일으키는 것도 아니고, 활동을 위한 에너지가 되는 것도 아닙니다. 하지만 우리의 건강을 유지하는 데 없어서는 안 되는 필수 영양소입니다. 그래서 일부 국가에서는 식이섬유에 이어 일곱 번째로 중요한 7대 영양소로 인정해 '식물성 항산화 영양소'로 자리매김하고 있을 정도입니다.

암 예방의 대표적인 항산화 물질

세계적으로 유명한 혈액 전문가인 일본의 '모리시타 게이이치' 박사는

저서 『암에도 효과가 있는 먹는 방법(がんにも効く食べ方)』(2016년 출판)에서 "현대 의학은 암 발생 메커니즘에 대해 '원인 불명으로 정상적인 세포가 돌연변이를 일으켜 무제한으로 세포분열해 증식을 시작한 것'이라고 정의한다"라고 했습니다.

박사는 이러한 개념에는 두 가지의 잘못된 점이 있다고 지적하고 있는데, 한 가지는 암 발생 메커니즘을 명확하게 밝히지 않았다는 점, 다시 말해 '원인 불명'이란 표현은 그 원인에 대해 아는 것이 전혀 없다는 것이며, '돌연변이'라는 말은 암이 어떻게 발생해 진행되는지 그 과정을 전혀 모른다는 것으로, 과학적인 설명이 아니라고 했습니다.

또 하나는 "암세포가 '무제한으로 세포분열'해 증식하면 암 환자의 신체는 온통 암세포뿐이어야 하는데 그러한 사례가 없다는 점, '세포분열 때문에 증식'한다면 세포 형태는 모두 동일해야 하는데 암세포의 형태는 제각각이다"라고 밝혔습니다.

아무튼 암은 모든 사람에게 공포의 대상이 돼 있습니다. 그러나 암 발생 과정과 그 예방법만 알고 있으면 두려워할 대상이 아니라는 점이 우리에게 위안을 줍니다. 우리 인체에는 '암 발현 유전자'와 '암 억제 유전자'가 공존하고 있습니다. 활성산소에 의해 DNA가 손상을 입어도 항산화 물질의 공급이 충분해 면역력이 강한 사람의 DNA는 '암 억제 유전자'에 의해 수리·복구돼 재빨리 회복됩니다. 하지만 항산화 물질의 공급이 부족해 면역력이 약한 사람의 DNA는 수리·복구가 되지 않고, 오히려 '암 발현 유전자'가 활성화돼 암세포로 악화됩니다.

항산화 작용을 하는 '폴리페놀'은 지금까지 식물성 식품에서만 400여 종류가 발견됐지만, 이 책에서는 암 예방에 뛰어난 역할을 하는 두 가지 식품을 설명하고자 합니다.

항산화 물질의 결핍증은 즉시 나타나지 않기 때문에 비타민류에는 포함되지 않지만, 암 예방과 노화방지에는 비타민 이상으로 효과를 발휘하고 있습니다. 대부분의 항산화 물질은 수용성이므로 식사 후 30분부터 효과가 나타나는데, 그 효과는 불과 몇 시간밖에 지속되지 않습니다. 그리고 대부분 열에 약하기 때문에 해조류와 신선한 채소 및 과일을 통해 꾸준히 공급해야 한다는 단점이 있습니다.

특히 신선한 채소에 많이 존재하는 '설포라판(Sulforaphane)'이라는 항산화 물질은 열에 매우 약하지만 그 효능이 대단합니다. 동일한 항산화 작용이 있는 비타민 C는 효능이 불과 몇 시간밖에 지속되지 않지만, 이 '설포라판'의 효과는 72시간이나 지속됩니다.

설포라판이 많이 존재하는 식품으로는 양배추, 브로콜리, 유채, 케일, 콜라비 등이 있는데, 특히 브로콜리 새싹에는 월등하게 많이 존재합니다. 그러므로 항산화 물질을 많이 섭취하기 위해서는 채소 반찬은 가능하면 날것으로 조리해 섭취하는 것이 가장 좋습니다. 부득이하게 외식을 해야 할 경우라면 '새싹 비빔밥'을 먹는 것도 그 방법 중 하나입니다.

이러한 사실을 알게 된 저는 2013년 3월 1일부터 매일 아침 '양배추＋브로콜리＋햇감자＋비트'를 기본으로 해서 계절에 따라 변화를 줘 주스로 만들어 마시고 있는데, 햇감자가 귀한 가을에서 봄철까지는 돼지감자로 대신하고 있습니다. 돼지감자에는 '천연 인슐린'이라는 별명의 '이눌린'이 다량 함유돼 있어 당뇨병 예방에 좋습니다.

돼지감자의 이눌린은 인체의 소화효소로는 소화되지 않고 장에서 유익균에 의해 분해되는데, 다른 당질이 흡수되는 것을 방해하는 것뿐 아니라 인체에서 분비되는 인슐린과 동일한 작용을 하여 혈당 수치를 낮추는 역할을 합니다. 감자나 고구마에 존재하는 당질(糖質)에는 전분(澱粉, 녹말)이 포함되어 있어 혈당 수치를 높이는 역할을 하지만, 돼지감자의 당질에는 전분이 포함되어 있지 않고 과당(果糖)만으로 돼 있어 순식간에 혈당 수치가 높아지지 않는 것입니다.

그다음으로 해조류 중에서 추천하고 싶은 식품은 '큰실말, 다시마, 미역, 미역귀'인데, 이들 식품의 표면에는 공통적으로 미끌미끌한 성분의 식이섬유 '후코이단'이 많이 존재합니다. 2005년 일본 게이오대학교의 '기자키 마사히로' 교수에 의해 '후코이단'은 암세포가 자살(Apoptosis)하도록 작용한다는 점이 밝혀졌습니다. 즉, 소장 점막의 표면에 존재하는 M세포를 통해 흡수돼 암세포를 사멸시키는 내추럴 킬러(Natural Killer) 세포를 활성화시킨다는 것입니다.

한반도에 살던 우리 선조들이 즐겨 먹던 미역국과 해조류나 다시마를 넣어 끓인 된장국이, 오늘날 영양학적 관점에서 우리의 건강을 지켜주는 데 참으로 훌륭한 식품이라는 것을 알 수 있습니다.

항산화 물질, 카페인

카페인은 식물의 줄기와 잎에 존재하는 쓴맛 성분의 물질로, 불에 익혀도 거의 변화가 없는 것이 특징입니다.

카페인에 대한 감수성은 사람에 따라 차이가 심하지만, 카페인의 장점으로는 졸음과 피로를 없애주고, 사고력·집중력의 향상, 심근 수축력 증강, 기관지 확장, 지방 연소로 인한 편두통의 경감 등이 있습니다.

하지만 다량으로 섭취하면 중독될 수 있으며, 신장으로의 혈류량 증가로 인한 이뇨작용으로 세포 속 수분 부족 현상과 화장실에 자주 가야 하는 불편함, 혈관수축 작용으로 인한 혈압상승과 모세혈관의 혈액순환장애가 발생합니다. 따라서 혈액순환장애로 인해 손발이 차가운 사람은 멀리해야 합니다.

미국 하버드대학교 공중위생학부가 발표한 「American Journal of Epidemiology」(37:1353·1360,1993)에는 "하루에 커피를 두 잔 이상 (또는 콜라음료 4캔) 마시는 여성은 마시지 않은 사람에 비해 자궁내막증(子宮內膜症)에 걸릴 가능성이 2배나 높다"는 내용이 있습니다.

카페인이 들어 있는 식품을 '이쿠타 사토시'의 저서 『뇌와 마음을

지배하는 물질(脳と心を支配する物質)』에서 인용해 정리하면 다음과 같습니다.

음료수	함유량(밀리그램)
콜라(350밀리리터)	40~60
밀크초콜릿(100그램)	18
다크초콜릿(100그램)	66
진한 커피(150밀리리터)	150
연한 커피(150밀리리터)	100
카페인 없는 커피(150밀리리터)	0.3
우롱차(150밀리리터)	30
녹차(150밀리리터)	30
홍차(150밀리리터)	30

카페인은 처방전 없이 구입할 수 있는 약품에도 포함돼 있는데, 졸음방지약에는 100~120밀리그램, 진통제에는 40~100밀리그램, 감기약에는 25~75밀리그램이 포함돼 있습니다. 따라서 감기약이나 진통제를 먹은 후 커피를 두 잔 마시면, 400밀리그램 이상의 카페인을 섭취하게 됩니다.

카페인 음료를 과다 섭취하면, 철분 흡수 방해 작용과 뼈에 저장된 칼슘을 유리시키는 작용으로 인해 빈혈과 골다공증으로 이어질 가능성이 있다는 점을 기억해두기 바랍니다.

04
효소 영양학은
무병장수의 지름길

효소란 어떤 것인가?

효소의 세계는 양자 물리학과 매우 깊은 관련이 있어서 그것을 설명
하기에는 매우 복잡 미묘하므로 여기서는 요점만 간추려 언급하고자
합니다.

미국에서는 기초 영양학을 '빌딩 블록스(Building Blocks)'라고도 하
는데, '블록(Block)'이란 말은 집을 건축할 때 사용하는 '블록'을 가리
키는 단어로, 영양소를 건축자재로 비유해 표현한 것입니다.

우리 인체를 구성하는 재료는 물, 탄수화물, 지방, 단백질과 같은
영양소입니다. 이러한 영양소를 이용해 인체라는 건물을 짓는 데는

목수 역할을 하는 '효소'가 필요합니다. 효소는 영양소 중에서 가장 중요한 물질이라고 할 수 있습니다.

효소는 인체 내에서 행해지는 모든 화학 반응과 관련돼 있는 매우 중요한 물질입니다. 예를 들어, 하나의 세포를 만드는 데는 1만 3천여 종류의 효소가 필요하며, 그 세포가 제대로 기능하기 위해서는 2만 종류의 효소가 필요합니다. 그리고 그 효소들은 영양소와 반응해 150종류 이상의 화학 물질을 순식간에 만들어냅니다.

이처럼 대단히 중요한 효소의 대부분은 섭씨 35~40도 정도에서 가장 잘 작용하지만, 48도가 넘으면 활성이 둔화되기 시작해 54도 이상의 고온에 장시간 노출되면 아무런 역할도 하지 못 합니다. 그러므로 불을 이용해 조리한 식품은 모두 생명력이 없는 '죽은 식품'이 돼 버리는 것입니다.[22]

효소가 풍부한 신선 식품이 얼마나 중요한지 동물원의 사례를 통해 살펴보겠습니다.

1930년대의 미국 시카고 링컨공원 동물원에서는 많은 동물들이 야생동물들과 달리 질병으로 죽는 일이 많았다고 합니다. 사육사들이 머리를 싸매고 고민해도 질병으로 죽는 일은 계속됐습니다. 1950년대에 접어들자, 동물원 측에서는 사료에 비타민이 부족한 것이 아닌가 하고, 비타민을 첨가해 공급했습니다. 그럼에도 상태는 조금도

---

22) 단, 과일 '키위'는 섭씨 60도 정도의 고온에서도 효소가 작용합니다.

나아지지 않았습니다. 10년 후인 1960년대에는 사료에 미네랄이 부족한 것이 아닌가 하고, 이번에는 미네랄을 첨가해 공급했습니다. 그런데도 조금도 나아지지 않았습니다.

그로부터 또 10년이 지난 1970년대에 접어들어, 사육사들 중 일부가 '야생동물처럼 모든 사료를 날것으로 주면 어떻겠는가?'라는 의견을 제시했습니다. 그래서 사자 · 호랑이 · 치타 · 표범과 같은 육식동물에게는 생고기, 원숭이 · 오랑우탕 · 침팬지와 같은 초식동물들에게는 날것의 과일과 채소를 제공했습니다. 그 결과는 어땠을까요?

모든 사료를 사람의 음식처럼 불에 익혀서 줄 때는 사람과 똑같이 당뇨병, 심장질환, 고혈압을 비롯해 각종 퇴행성 질환으로 인해 계속 죽어만 가던 동물들이, 날것으로 공급하자 언제 그랬냐는 듯이 각종 질병이 사라져 버리고 수명이 연장됐습니다.

그 일을 계기로, 이 동물원은 사료를 날것으로만 제공하는 제1호의 동물원이 됐습니다. 동물원의 사육사들은 이 사건을 계기로, 모든 동물은 날것을 먹어야만 건강이 유지된다는 사실을 배울 수 있었습니다. 그리하여 지금은 전 세계의 모든 동물원에서 제공하는 사료는 날것으로 정착됐습니다.

그 후, 1985년 미국의 '에드워드 하우엘' 박사가 50년 동안 연구해오던 '효소 영양학'을 발표하자 전 세계 학자들은 효소 영양학의 중요성에 눈을 뜨기 시작했습니다. 그로부터 30여 년이 지난 오늘날의 홀리스틱 영양학에서는 사람도 가능하면 날것으로 먹어야만 건강이

보장된다는 점을 가르치고 있습니다.

효소가 풍부한 생식은 '예방이 치료보다 100배나 낫다'는 교훈을 실생활에 적용하는 가장 지혜로운 식생활임이 밝혀졌습니다. 2018년 현재 미국에는 130개가 넘는 의과대학이 있는데, 그중 10퍼센트에 해당하는 대학에서만 2010년 이후부터 홀리스틱 영양학을 가르치기 시작했습니다. 미국의 의과대학에서도 홀리스틱 영양학에 눈을 뜨기 시작한 것입니다.[23]

효소의 분류

효소는 크게 '잠재효소(潛在酵素)'와 '체외효소(體外酵素)'로 나뉘는데, 이것을 세분하면 다음과 같습니다. 잠재효소는 인체 내에 존재하는 체내효소(體內酵素)로, 24종류의 소화효소와 2만 종류가 넘는 대사효소가 있습니다.

◎ 소화효소의 역할

효소 중에서 가장 잘 알려진 것이 '소화효소(消化酵素)'인데, 탄수화물 소화를 돕는 효소는 '아밀라아제,' 지방 소화를 돕는 효소는 '리파

---

23) 다른 나라 의과대학에서는 '영양학은 영양사들의 몫'이라는 인식이 뿌리 깊이 박혀 있어 영양학에는 관심이 없는 것 같습니다.

아제', 단백질 소화를 돕는 효소는 '프로테아제'이지만, 프로테아제와 같은 역할을 하는 효소(펩신, 트립신 등)는 몸속에 9,000종류 이상 존재합니다.

우리가 섭취한 음식은 입, 위장, 십이지장, 소장과 같은 소화기관에서 분비되는 소화효소로 여러 단계를 거쳐 분해되고, 소장의 점막 세포를 통해 혈액 속으로 흡수됩니다.

탄수화물은 포도당으로, 지방은 지방산으로, 단백질은 아미노산 수준의 영양소로 변환돼야만 세포막을 통과해 흡수될 수 있으며, 세포 내에서 활용됩니다.

그러므로 아무리 영양가가 높은 음식을 섭취해도 소화효소가 제대로 기능을 발휘하지 않으면, 아무런 도움이 되지 않습니다. 그러한 의미에서 소화효소는 우리의 건강을 유지하는 데 없어서는 안 되는 가장 중요한 효소라고 할 수 있습니다.

특히 유의해야 할 점은 소화효소의 분비량이 적어 제대로 소화가 안 된 단백질이 혈액 속으로 흡수되면, 사람에 따라서는 알레르기 반응과 염증을 일으킨다는 것입니다. 따라서 모든 질병의 시작은 염증에서부터 시작됩니다.

◉ 대사효소의 역할

대사(代謝, model change)란, 외부에서 들어온 영양소를 세포나 조직 내의 화학 반응으로 인해 다른 물질로 변환시키는 작용을 가리킴니다. 소화과정을 거쳐 흡수된 영양소는 '대사효소(代謝酵素)'의 작용으로 인해 몸속의 포도당을 이용해 에너지를 생성하거나, 아미노산으로는 새로운 단백질이나 세포, 호르몬, 신경전달물질을 합성하기도 하며, 해독작용, 항산화 작용을 해 생명활동에 필요한 물질로 변환됩니다.

인체 내의 모든 조직과 기관은 저마다 제각각의 역할을 수행하는 고유의 대사효소가 존재하는데, 간, 뇌, 신장, 심장, 폐 등의 모든 곳에서 수많은 종류의 효소가 일사불란하게 팀을 이뤄 기능을 수행하고 있지만, 대사효소가 부족하거나 제대로 활성되지 않는 경우에는 노화촉진과 면역력저하로 인해 다양한 질병을 일으킵니다.

'체외효소'에는 인체 외부로부터 받아들이는 '식이효소'가 있는데, 우리나라에서는 아직까지도 명확하게 정의돼 있지 않아서 학자에 따라 '음식효소' 또는 '먹거리효소'라고도 합니다.

● 식이효소의 역할

천연의 신선한 식물이나 동물에는 수많은 효소가 존재합니다. 어떤 식물이나 동물이 다른 포식자의 먹이가 된 경우에는 그 포식자의 위장에서 스스로 분해되고 소화되는데, 그 소화효소 역할을 하는 것이 '식이효소(食餌酵素)'입니다.

예를 들어 대두(콩)에는 탄수화물이 약 28퍼센트, 지방이 약 19퍼센트, 단백질이 약 35퍼센트 정도 존재하는데, 거기에는 탄수화물 소화를 돕는 다량의 아밀라아제 효소, 지방의 소화를 돕는 리파아제 효소, 단백질의 소화를 돕는 프로테아제 효소가 각각 함유돼 있습니다. 바나나의 경우에는 23퍼센트의 탄수화물과 약간의 지방과 단백질이 존재하는데, 거기에는 탄수화물 소화를 돕는 다량의 아밀라아제 효소, 약간의 지방과 단백질의 소화를 돕는 소량의 리파아제 효소, 프로테아제 효소도 각각 함유돼 있습니다.

이처럼 대부분의 식품에는 탄수화물·지방·단백질의 소화를 돕는 데 필요한 만큼의 아밀라아제 효소, 리파아제 효소, 프로테아제 효소가 아주 적절한 비율로 함유돼 있습니다. 즉, 천연의 신선한 식품 속에는 그것을 소화시키는 데 필요한 식이효소가 알맞게 존재하는데, 이러한 식이효소가 풍부한 음식을 날것으로 섭취하면 몸속에서 분비되는 소화효소는 적은 양으로도 소화시킬 수 있어 신체에 부담이 적어집니다.

그리고 소장 끝부분과 대장에 존재하는 유산균과 비피두스균들이 만들어내는 효소는 인간의 몸속에서 만들어지는 효소보다 150배나 되는 많은 양이라고 합니다. 유산균과 비피두스균들이 좋아하는 식품, 즉 식이섬유가 많은 신선한 채소와 과일을 많이 먹으면 자연히 많은 효소가 생산됩니다. 따라서 인체에 해를 끼치는 유해균들이 줄어들기 때문에 대장에서 발생하는 다양한 질병을 예방할 수 있습니다.

그런데도 오늘날에는 불로 조리한 가공 식품과 패스트푸드, 즉

효소가 사멸돼 생명력이 사라진 죽은 식품을 대량으로 섭취하고 있기 때문에 우리 인체의 건강에 위험을 알리는 빨간색 신호등이 켜 있습니다.

나이가 들면서 체내효소의 생산량은 줄어드는데, 생명력이 살아 있는 신선한 식품은 거의 섭취하지 않고 불로 조리한 식품 위주로 식사를 하면, 체내효소는 점점 고갈돼 건강을 좀먹게 됩니다.

특히 체내효소는 우리가 밤에 깊은 잠을 자고 있는 동안에 생산됩니다. 그러므로 시간이 아깝다고 밤늦게까지 일하거나 철야 작업은 노화촉진제 역할을 하는 행위입니다.

05

경탄할 만한
우리의 인체 조직

100조 개로 이뤄진 우리의 인체는 깊이 알면 알수록 참으로 '신묘막
측(神妙莫測, 신기하고 묘해 감히 헤아릴 방법이 없다)하다'는 표현으로도 부
족할 정도로 경탄할 만한 조직입니다.[24]

사실 인체 해부학을 공부해보면 그 정교하면서도 완벽한 설계에
놀라지 않을 수 없습니다. 창조주의 지혜를 엿볼 수 있는 우주에서
가장 뛰어난 작품이라고 결론 내릴 수밖에 없습니다.

100세까지 생존하면서 자연 건강법을 연구한 '노먼 워커' 박사는
저서 『Fresh Vegetable and Fruit Juices』에서 "우주에서 단 하나뿐인

---

24) 우리나라에서는 세포의 개체 수를 60조 개로 하고 있지만, 미국에서는 100조 개로 추
정하고 있습니다.

나의 신체는 창조주께서 주신 최고의 선물이다. 이 선물을 오래오래 건강하게 잘 유지하는 행위야말로, 그 선물을 주신 분께 감사함을 나타낼 수 있는 최고의 수단이라고 생각한다"라고 말했습니다.

알칼리성 식품을 갈망하는 이유

가솔린 자동차 엔진에는 휘발유, 디젤 엔진에는 경유를 주유해야 하는데, 이러한 법칙을 무시하고 가솔린 엔진에 가짜 경유, 디젤 엔진에 가짜 휘발유를 넣고 계속 달린다면 얼마 지나지 않아 자동차 정비소로 견인돼가는 상황이 생길 것입니다.

우리 인체의 체액(혈액, 림프액, 뇌척수액, 조직액)은 모두 수소이온농도(pH)가 7.35~7.45 범위의 약(弱)알칼리성을 유지해야만, 질병에 시달리지 않고 건강하게 살 수 있습니다. 그런데 산성 식품 위주의 식생활을 하면 어떻게 될까요? 잘못된 연료를 공급받은 자동차처럼 오래지 않아 고장 나고 말 것입니다.

우리가 섭취하는 식품에는 신체에 플러스 작용을 하는 알칼리성 식품과 이와 반대로 마이너스 작용을 하는 산성 식품이 존재하는데, 산성 식품과 알칼리성 식품이 우리 신체에 미치는 영향은 전문가의 도움 없이도 혼자서도 테스트할 수 있습니다.

지구상의 모든 사람은 나이·환경·음식·스트레스에 대한 대응

책, 사고방식, 신체의 컨디션 등이 다르므로 모두에게 공통으로 적용되는 것은 아니지만, 다음과 같은 방법을 참고삼아 테스트해보기 바랍니다.

먼저 장거리 여행을 할 때, 휴게소나 식당에서 불에 익힌 음식과 탄산음료, 카페인 음료와 같은 산성 식품만을 먹으면서 목적지까지 간 후, 신체의 컨디션을 체크해보는 것입니다. 그리고 되돌아올 때는 알칼리성 과일을 준비해 먹을 때마다 여러 가지를 섞어 혼합해 먹는 것이 아니라 단독으로 한 가지씩만 먹는 것입니다.

여행을 떠났다가 집으로 귀가할 때는 누구나 피로가 쌓이게 마련인데, 알칼리성 과일만 먹으면서 귀가할 때는 그다지 피로를 느끼지 않습니다. 또한 이튿날도 그다지 피로한 기색 없이 활동할 수 있습니다. 이것은 백문이 불여일견입니다.

직장인이라면, 스트레스가 많이 쌓인 날 저녁에 산성 식품인 술과 고기만을 실컷 먹고 이튿날 아침 일어났을 때의 컨디션을 먼저 체크해봅니다. 아마 혀 가장자리는 톱날처럼 들쭉날쭉한 상태로 부어 있을 것이고, 혀는 흰색 백태(白苔)로 뒤덮여 있으며, 입에서는 고기가 부패된 냄새가 날 것입니다. 그리고 아침에는 아마 누군가가 깨워줘야 일어날 것이며, 일어나도 몸은 천근만근, 기분도 좋지 않은 침울한 아침을 맞이하게 될 것입니다.

이처럼 우리가 아침에 일어나 밤에 잠자리에 들 때까지 끊임없이 산성 식품만 섭취하면, 우리의 체액은 산성 쪽으로 기울어지고,

신체 곳곳의 장기에는 질병의 첫걸음인 염증이 발생하며, '정신차리라'는 위험신호를 보내기 시작합니다.

스트레스가 쌓인 날, 산성 식품인 술이나 고기 대신 가족이나 친구들과 즐거운 대화를 나누면서 알칼리성 과일만을 먹은 경우, 이튿날 아침에 상쾌한 기분으로 일어나서 맑은 정신으로 일과를 시작할 수 있습니다. 사회인으로서 어쩔 수 없이 술을 마셔야 할 경우에는, 가능하다면 고기 대신 생선회와 채소의 비율을 1:9 정도로 먹으면 이튿날 아침 이제까지 느껴보지 못한 전혀 다른 컨디션으로 일어날 수 있습니다. 이러한 방법도 백문이 불여일견입니다.

그럼 어떻게 알칼리성 식품과 산성 식품을 분별해낼 수 있을까요? 홀리스틱 영양학에서는 "알칼리성 식품과 산성 식품이란, 그 물질이 몸속에서 연소됐을 때 남아 있는 미네랄(염소, 유황, 인) 종류에 따라 분류된다"라고 돼 있는데, 다음과 같이 분류하고 있습니다.

○ 알칼리성 식품

알칼리성 식품이란, 대부분 정제하지 않은 상태의 식품 중 비교적 비타민과 미네랄 및 항산화 물질이 풍부한 식품이라고 할 수 있습니다.

- 모든 채소
- 대부분의 과일

- 좁쌀, 수수 등의 잡곡

- 메밀

- 콩(발아된 것)

- 씨앗(발아된 것)

- 올리브기름

○ 산성 식품

산성 식품이란, 동물성 식품, 가공 과정에서 대부분의 비타민과 미네랄이 제거된 가공 식품, 일부 과일 및 견과류가 포함되는데, 대표적인 산성 식품은 다음과 같습니다.

- 백미

- 밀, 밀가루

- 정제한 귀리(오트밀)

- 달걀

- 가공한 유제품

- 모든 육류와 생선

- 석류

- 딸기

- 크랜베리

- 땅콩

- 캐슈너트(견과류)

- 피칸너트(견과류)

- 정제한 식용유

산성 식품은 지나치게 과다 섭취하면 신체에 마이너스 작용을 하므로 홀리스틱 영양 지도사의 조언에 따르는 것이 좋습니다.

○ 중성 식품

중성 식품이란, 가공하지 않은 상태에서 또는 가공한 것이라도 비타민과 미네랄이 비교적 균형 있게 존재하는 식품인데, 대표적으로 다음과 같은 것이 있습니다.

- 꿀

- 현미

- 두부

- 아몬드

- 콩 종류

- 해바라기 씨

- 브라질너트

- 식용유(정제하지 않은 것)

세포는 최소 단위의 생명체

세계 어느 나라든 잘 조직된 행정제도가 있습니다. 예를 들어, 우리 나라의 수도 서울에는 중앙정부가 있고, 그 산하에 지방단체인 특별시·광역시·도(道), 그다음에 시(市)·구(區)·동(洞), 또는 군(郡)·읍(邑)·면(面) 단위의 행정조직이 있어서 일사불란하게 나라 살림을 꾸려가고 있습니다. 최말단 행정기관이 각 가정을 조직적으로 관리하고 있습니다.

이와 마찬가지로 인체 조직도 한 국가의 시스템에 비유할 수 있습니다. 하나의 인격체인 인간은 11개의 기관(器官)으로 이뤄져 있고, 각 기관은 조직들의 집합체, 조직은 세포들의 집합체로서 존재합니다.

따라서 가장 기본적인 최소 단위는 100조 개의 세포인데, 각 세포들의 수명이 다해 새로운 세포로 교체될 때마다 건강한 세포로 교체된다면, 사람은 수명이 다할 때까지 건강하게 살 수 있습니다.

하지만 새로 태어나는 세포마다 무슨 이유인지는 알 수 없지만 병들어 몹시 쇠약한 세포가 태어난다면, 신진대사에 의해 새로 교체되는 세포마다 모두 비정상적인 세포로 교체될 수밖에 없습니다. 그렇게 되면 우리의 신체도 역시 각종 질병으로 인해 고통받게 됩니다.

우리 인체 각각의 세포도 하나의 국가 시스템처럼 매우 잘 조직돼 있는데, 좀 더 자세히 살펴보면 각 세포에는 국경선 역할을 하는 세포막이 둘러싸서 안전하게 보호하고 있습니다.

그 세포막에는 각종 영양소를 받아들이고 노폐물을 배출시키는 출입문이 있고, 출입문에는 경비병, 출입문 밖에는 적군과 아군을 식별하는 안테나가 있습니다. 그리고 세포 안에는 에너지를 생산하는 발전소 '미토콘드리아', 아미노산을 활용해 새로운 단백질을 만드는 조립공장 '리보솜', 폐기된 단백질을 분해하는 해체공장 '리소좀', 운송을 담당하는 택배회사 '골지체' 등이 있습니다.

단백질 조립공장 '리보솜'에 좋은 재료의 아미노산을 공급하면 건강하고 튼튼한 세포가 태어나지만, 나쁜 재료를 공급할 경우에는 쇠약한 세포가 생산돼 우리의 신체는 질병으로 이어지게 됨은 두말할 필요도 없습니다.

세포의 수명을 열거하면 다음과 같은데, 섭취하는 음식의 질에 따라 수명이 단축되거나 연장되기도 합니다. 이것은 우리가 집을 지을 때 고급 재료로 튼튼하게 지으면 폭우를 동반한 태풍에도 잘 견뎌내지만, 폐자재 처리장에서 주워온 잡동사니 재료로 집을 지으면 약한 비바람에도 무너져 버리는 것과 같습니다.

- 소장의 세포 1~3일
- 위장의 세포 4일
- 위장 전체 5~7일

- 입안의 점막 7~10일

- 혈소판 10일

- 대장의 세포 14일

- 심장의 세포 21일

- 피부세포 14~28일

- 골수세포 28일

- 간세포 42~56일

- 근육세포 60일

- 적혈구 100~120일

- 뼈세포의 수명은 90일이지만, 모든 뼈와 접속조직은 7년마다 새로운 것으로 교체됨.

가족의 구성원인 아버지, 어머니, 아들, 딸이 모여 하나의 '가정'을 이루듯 하나하나의 세포들이 모여 더 큰 단위의 '조직'을 형성하게 되는데, 사람의 신체를 구성하는 세포는 100종류 이상입니다.

이러한 수많은 세포들이 아무렇게나 모여 조직이 형성되는 것이 아니라, 정확한 설계도에 따라 세포가 집합해 조직화가 이뤄진 것입니다.

신체조직은 각각 그 작용이 다르기 때문에 네 가지 타입으로 분류되는데, 이에는 상피조직, 결합조직, 근조직, 신경조직이 있습니다. 다수의 가정이 모여 소규모의 공동체 역할을 하는 마을을 형성하듯

상피조직, 결합조직, 근조직, 신경조직과 같은 여러 조직이 집합해 더욱 큰 단위인 기관(器官)을 형성합니다.

예를 들어 '신장(腎臟)'이라는 기관은 많은 결합조직, 근조직, 신경조직으로 이뤄져 있으며, '근육'이라는 기관도 결합조직, 근조직, 신경조직으로 이뤄져 있습니다. '신장'은 우리 몸속의 가장 깊은 곳에 자리 잡고, 두꺼운 기름에 둘러싸여 있는 혈액의 정화장치입니다. 세포들에 영양소를 공급한 후 세포 내부의 불필요한 노폐물을 운반해 온 혈액은 정화장치인 신장을 통과하게 돼 있습니다. 혈액이 신장 내부의 모세혈관을 통과하는 동안에 노폐물이 제거됩니다.

이렇게 신장은 혈액의 정화장치 역할을 하며, 신체의 건강에 기여하고 있습니다.

여러 가지 원인으로 인해 신장이 제 기능을 수행하지 못하는 것을 신부전증(腎不全症)이라고 하는데, 특히 중증의 당뇨병 환자의 경우는 신장의 모세혈관이 막히면서 신장 기능도 현저하게 저하됩니다.

끈적끈적한 혈액으로 인해 신장의 모세혈관이 점차 막혀 제 역할을 못하면 인공투석(人工透析)에 의존하는 수밖에 없습니다. 이처럼 신장이 제 기능을 수행하지 못하면, 그 영향은 신체 전체에 미칩니다.

동물성 식품의 과다 섭취도 혈액을 끈적끈적하게 만들어 신장에 많은 부담을 주고 있습니다. 그러므로 건강을 유지하기 위해 식품 선택과 신체 기능에 관해 기본적인 지식을 익혀두면 평생을 건강하게 살아갈 수 있습니다.

인체는 11개의 기관 시스템

소규모의 지방 자치단체가 모여 더 큰 단위의 지방 자치단체(특별시, 광역시, 도)를 이루듯 신체의 여러 기관은 일련의 기본 활동을 하는 더 큰 단위의 '기관 시스템'이라는 그룹을 형성합니다.

이 기관 시스템에는 소화기계(消化器系), 호흡기계(呼吸器系), 순환기계(循環器系), 내분비계(內分泌系), 림프계(Lymph系), 비뇨기계(泌尿器系), 신경계(神經系), 골격계(骨格系), 외피계(外皮系), 근육계(筋肉系), 생식기계(生殖器系) 11종류가 있습니다.

이 중에서 '소화기 계통'을 예로 들면, 음식을 소화하고 흡수하기 위한 역할을 하는 계통을 의미하는데, 여기에는 입, 식도, 위장, 소장, 대장, 간, 췌장이 포함됩니다. 이 소화기 계통을 통해 소화 · 흡수된 영양소는 순환기 계통의 심장과 혈관을 통해 인체의 구석구석으로 운반돼 세포 속으로 공급됩니다.

순환기 계통의 역할에 의해 운반된 영양소와 산소는 세포 내부의 발전소 미토콘드리아에서 연소돼 에너지를 생산하고, 이 에너지 덕분에 생명활동을 유지할 수 있습니다.

이처럼 각각의 기관은 독자적인 작용을 담당하는 한편, 다른 기관과의 사이에도 밀접한 연관 관계를 맺으면서 신체 전체가 하나의 생명체로서 존재하게 되는 것입니다.

인체의 일사불란한 연계 플레이

우리 인체는 최소 단위의 세포들이 모여 조직(상피조직, 결합조직, 근조직, 신경조직)을 만들고, 그 조직들이 모여 기관(심장, 신장, 폐, 위장, 근육, 혈관) 등을 만들고, 그 기관들이 모여 11개의 기관 시스템을 형성하고, 그 기관 시스템들이 일사불란하게 작용하여 마침내 우리의 신체는 하나의 생명체로서 생명활동을 유지합니다.

우리들은 이와 같은 완벽한 시스템의 작용 덕분에 생존하면서 자손 대대로 번식하며 살고 있습니다. 최소 단위의 세포들이 유기적으로 관련성을 갖고 완벽한 팀플레이를 연출하고 있는 것입니다.

특히 우리가 주의를 기울여야 할 점은 수명이 다 돼 새로 교체되는 세포에 어떤 영양소를 공급하느냐에 따라 건강한 세포가 생겨날 수도 있고, 그와 반대로 쇠약한 세포가 생겨나 질병으로 이어질 수도 있다는 것입니다.

그러므로 음식을 섭취할 때마다 자신의 입맛에 맞춰 음식을 선택하는 것이 아니라 세포가 건강해지는 음식을 선택해야 함은 두말할 나위도 없습니다.

즉, 인생의 목표도 없이 혀를 즐겁게 하려고 먹기 위해 사는 것이 아니라, 미래에 대한 뚜렷한 목표를 갖고 건강하고 즐겁게 살기 위해 몸에 이로운 음식을 선택해서 먹어야 합니다.

식생활 공개

저는 새벽 4시 전후에 일어나자마자 그리고 잠자리에 들기 전에는 반드시 죽염으로 양치질을 하는 습관으로 인해 하루에 5회 양치질을 합니다. 양치질이 끝나면, 이어서 질그릇으로 현미차를 끓여 보온병에 담아두고, 생강차에 현미차를 혼합해 한 잔 마신 후, 매일 정해진 분량의 책 10여 권을 동시에 읽습니다. 그리고 8시쯤이 되면 먼저 채소주스와 과일주스로 아침 식사를 대신합니다.

그다음에는 '현미+두유(집에서 만든 것)'로 만든 요구르트에 집에서 직접 만든 낫토+꿀+제철 과일을 더해 먹습니다. 이처럼 영양소가 풍부한 채소주스와 과일주스에 요구르트와 과일을 먹으면, 혈당 수치 변화가 거의 없기 때문에 점심때가 돼도 배고픈 줄 모릅니다.

점심과 저녁 식사 30분 전에는 반드시 과일을 먹습니다. 그리고 밥은 발아현미(40퍼센트)+찹쌀현미(10퍼센트)+콩(30퍼센트)+잡곡(20퍼센트)의 비율로, 된장국이나 미역국은 뚝배기로 끓여 먹습니다. 물론 반찬은 10종류 이상 준비하되, '생식과 화식의 비율'을 가능하면 8:2로 해 먹습니다. 된장국은 다시물을 미리 준비해 큰 통에 담아뒀다가 필요할 때마다 냉장고에서 꺼내 각종 재료를 넣고 끓인 후 식탁에 올려놓고 약간 식은 후에 된장을 넣거나 된장을 풀어놓은 물을 조금씩 넣으면서 맛을 조절해 먹기도 합니다. '발아현미'는 집에서 직접 발아시킨 것입니다.

우리 가족은 가능하면 고기를 먹지 않기 때문에 동물성 단백질 섭취는 생선을 불에 굽지 않고 졸여서 먹거나 가끔 생선회를 먹습니다. 탄수화물＋동물성 위주의 단백질 식사는 위장에서 부패돼 소화가 잘 되지 않으므로 가능하면 조금만 먹습니다. 만일 생선회를 먹는 경우에는 밥은 먹지 않고, 상추＋들깻잎＋마늘＋생된장을 많이 먹습니다. 그리고 해조류는 매일 섭취해야 하므로 김은 불에 굽지 않고 날것으로 밥과 반찬을 싸서 먹고, 파래, 물미역, 톳을 반찬으로 만들어 먹습니다.

식사가 끝난 후에는 으레 불에 구워 독성을 없앤 견과류를 섭취하는데 아몬드, 호박씨, 잣, 호두, 해바라기씨 등을 준비해뒀다가 상황에 따라 혼합해 먹습니다.

그리고 오메가3 계열의 지방산이 60퍼센트 정도 들어 있는 볶지 않은 생들깨를 두 수저 정도, 칼슘과 마그네슘이 풍부한 참깨를 날것으로 한 수저 정도 먹습니다. 이렇게 견과류, 들깨, 참깨를 함께 먹으면 오메가3와 오메가6의 균형은 $1:1 \sim 1:2$로 유지하게 되므로 매우 이상적인 비율로 기름을 섭취하게 됩니다. 들깨와 참깨는 가끔 비빔밥에도 넣어 먹기도 하는데, 씹을 때마다 톡톡 부서지는 소리가 상쾌하게 느껴져 밥맛을 더욱 좋게 하는 것 같습니다.

저녁 식사는 점심 식사 때보다 약간 양을 줄여 대개 6시 전후에 먹고, 그 이후로는 가능하면 아무것도 먹지 않고 9시 30분 전후에 잠자리에 듭니다. 그렇게 하면 밤중에 화장실에 가지 않고도 새벽 4시 전후에 저절로 눈이 떠집니다.

앞으로의 계획

이 책은 제가 그동안 탐독한 건강 서적 500여 권과 지금 전공하고 있는 홀리스틱 영양학 중에서 '음식물 선택'과 관련된 부분만 간추려 편집한 것입니다. 누구든지 쉽게 이해할 수 있도록 가능하면 전문적인 용어를 피하고 일상적인 용어로 집필하려고 노력했습니다만, 저의 얕은 지식으로 인해 만족감을 드리지 못한 점이 아쉽습니다.

저는 지금도 최신 정보가 담긴 건강 서적을 매월 4~5권 정도씩 탐독하고 있으므로 2018년 말까지는 600권에 달하리라고 생각됩니다. 그 600권이 달성되는 날을 기념해 또 다른 책을 출간하려고 준비 중에 있습니다.

이러한 저의 소박한 소망이 이뤄질 날을 고대하면서 열심히 정진하겠습니다. 그리고 부족한 점이 많은 저의 책을 끝까지 읽어주신 독자 여러분에게 진심으로 감사드립니다.

2018년 여름 김영진

Foreign Copyright:
Joonwon Lee
Address: 3F, 127, Yanghwa-ro, Mapo-gu, Seoul, Republic of Korea
            3rd Floor
Telephone: 82-2-3142-4151, 82-10-4624-6629
E-mail: jwlee@cyber.co.kr

음식으로 예방하고 **치유**하는 **자연 건강법**

건강 서적 100권 한번에 읽기

2018. 6. 20. 1판 1쇄 발행
2022. 7. 12. 1판 3쇄 발행

지은이 | 김영진
펴낸이 | 이종춘
펴낸곳 | BM (주)도서출판 **성안당**

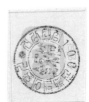

주소 | 04032 서울시 마포구 양화로 127 첨단빌딩 3층(출판기획 R&D 센터)
       | 10881 경기도 파주시 문발로 112 파주 출판 문화도시(제작 및 물류)
전화 | 02) 3142-0036
      | 031) 950-6300
팩스 | 031) 955-0510
등록 | 1973. 2. 1. 제406-2005-000046호
출판사 홈페이지 | **www.cyber.co.kr**
ISBN | 978-89-315-8944-3 (03510)
정가 | 16,000원

이 책을 만든 사람들
책임 | 최옥현
진행·편집 | 정지현
교정·교열 | 안종군
본문 디자인 | 하늘창
표지 디자인 | 임진영
홍보 | 김계향, 이보람, 유미나, 서세원, 이준영
국제부 | 이선민, 조혜란, 권수경
마케팅 | 구본철, 차정욱, 오영일, 나진호, 강호묵
마케팅 지원 | 장상범, 박지연
제작 | 김유석

★★★
www.cyber.co.kr
성안당 Web 사이트

▪ 도서 A/S 안내

성안당에서 발행하는 모든 도서는 저자와 출판사, 그리고 독자가 함께 만들어 나갑니다.
좋은 책을 펴내기 위해 많은 노력을 기울이고 있습니다. 혹시라도 내용상의 오류나 오탈자 등이 발
견되면 "좋은 책은 나라의 보배"로서 우리 모두가 함께 만들어 간다는 마음으로 연락주시기 바랍
니다. 수정 보완하여 더 나은 책이 되도록 최선을 다하겠습니다.
성안당은 늘 독자 여러분들의 소중한 의견을 기다리고 있습니다. 좋은 의견을 보내주시는 분께는 성
안당 쇼핑몰의 포인트(3,000포인트)를 적립해 드립니다.
잘못 만들어진 책이나 부록 등이 파손된 경우에는 교환해 드립니다.